やせキレイになれる！

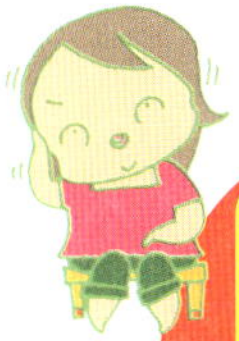

ゆる〜り股関節ビューティー・ダイエット

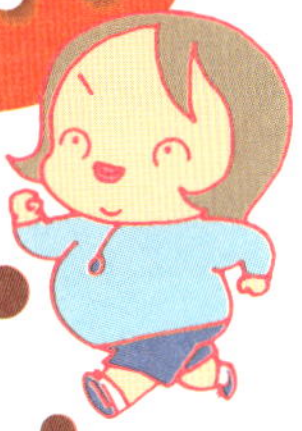

清水六観 著
（均整体クリニック院長）

亜紀書房

こんな風にホメられたら
誰でもうれしいはず……

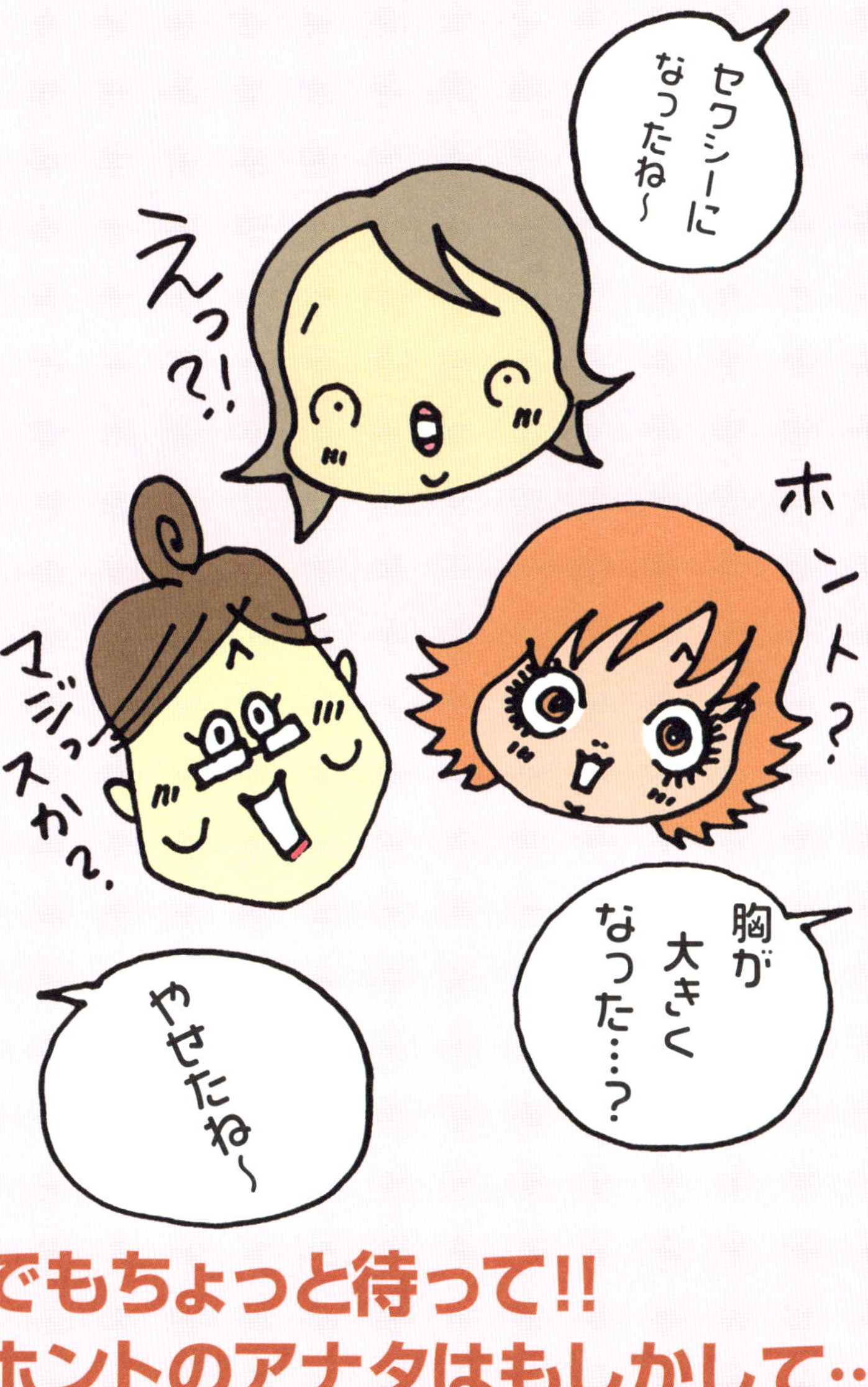

でもちょっと待って!!
ホントのアナタはもしかして……

「最近、ウエストがくびれたんじゃない？」

「腰つきが色っぽくなったよね」

なんてホメられたことありますか？

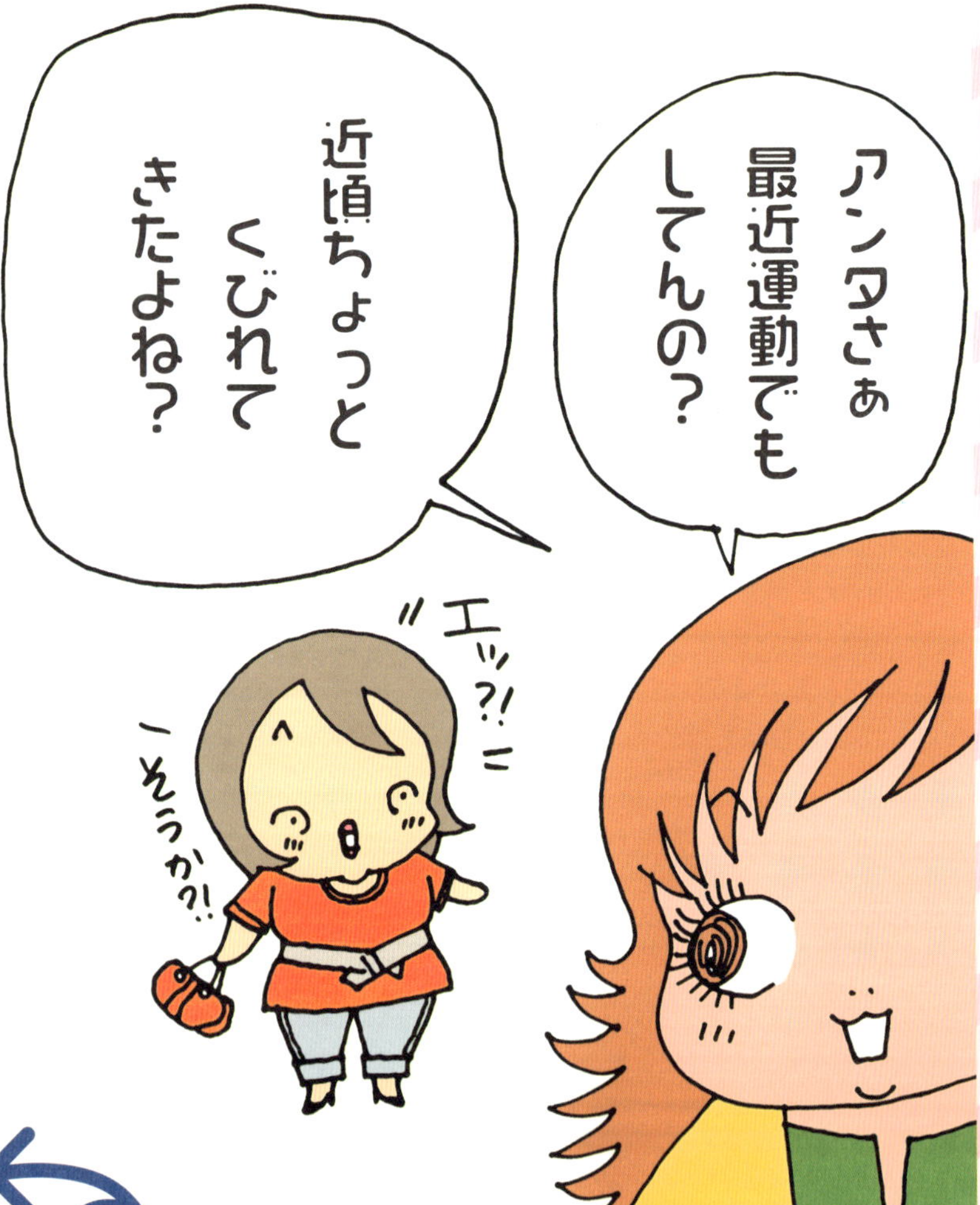
アンタさぁ最近運動でもしてんの？
近頃ちょっとくびれてきたよね？
エッ?!
そうか?!

実はそれは

腰周りにしらずしらずのうちに脂肪が乗っているから……かも！

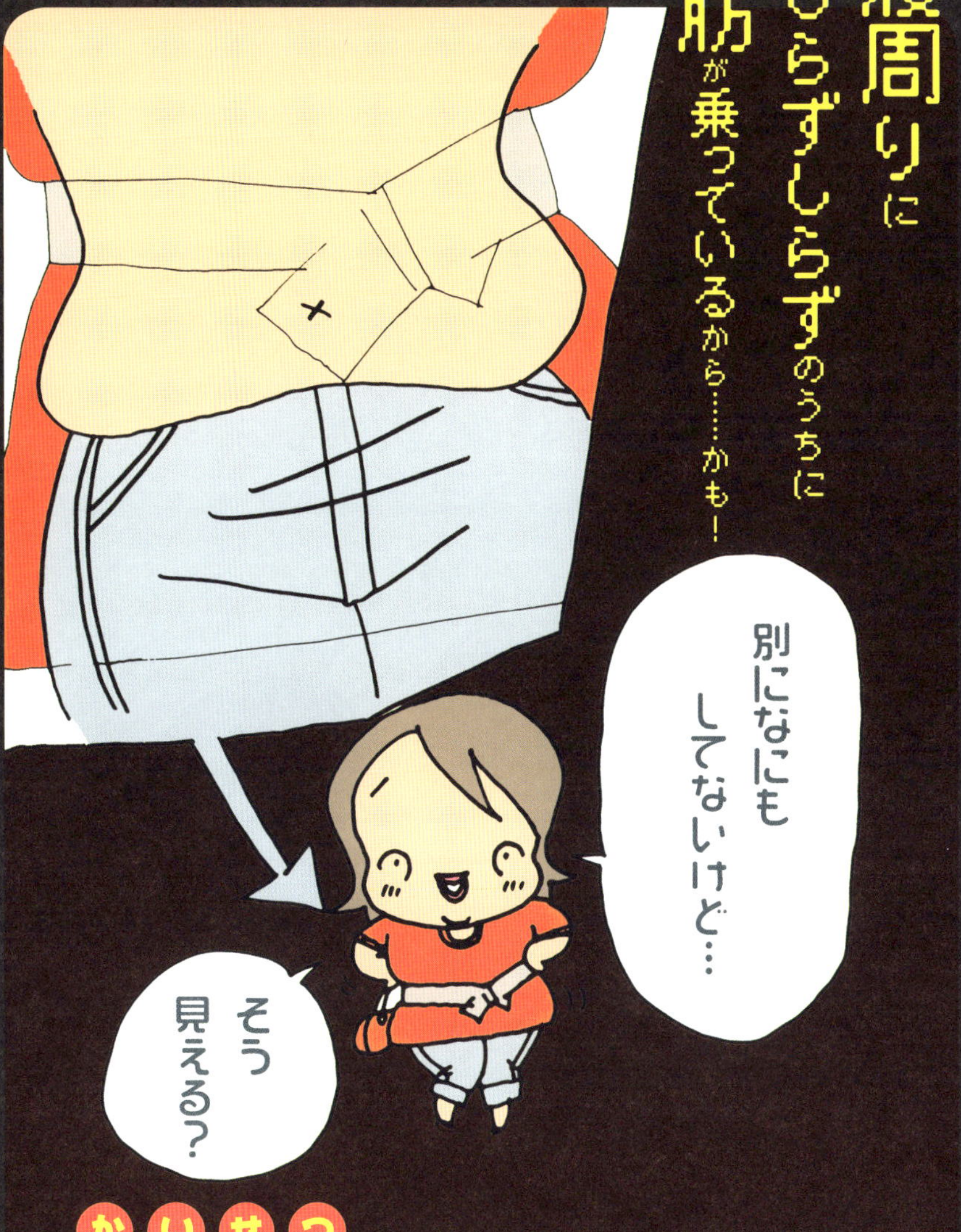
別になにもしてないけど…
そう見える？

かいせつ

くびれたように見えるのは、実はバランスの問題。太ももや腰まわりに、本来あってはならない脂肪が乗ってしまうと、その対比でウエストが細く見えることがあるのです。コレ、実は股関節が開いている悪影響のひとつ！　セクシーとは程遠く、カラダに不調が起きる予兆なのです！　**詳しくは36ページを!!**

「顔がシャープになったね」

「最近やせたんじゃない？」

なんてホメられたことありますか？

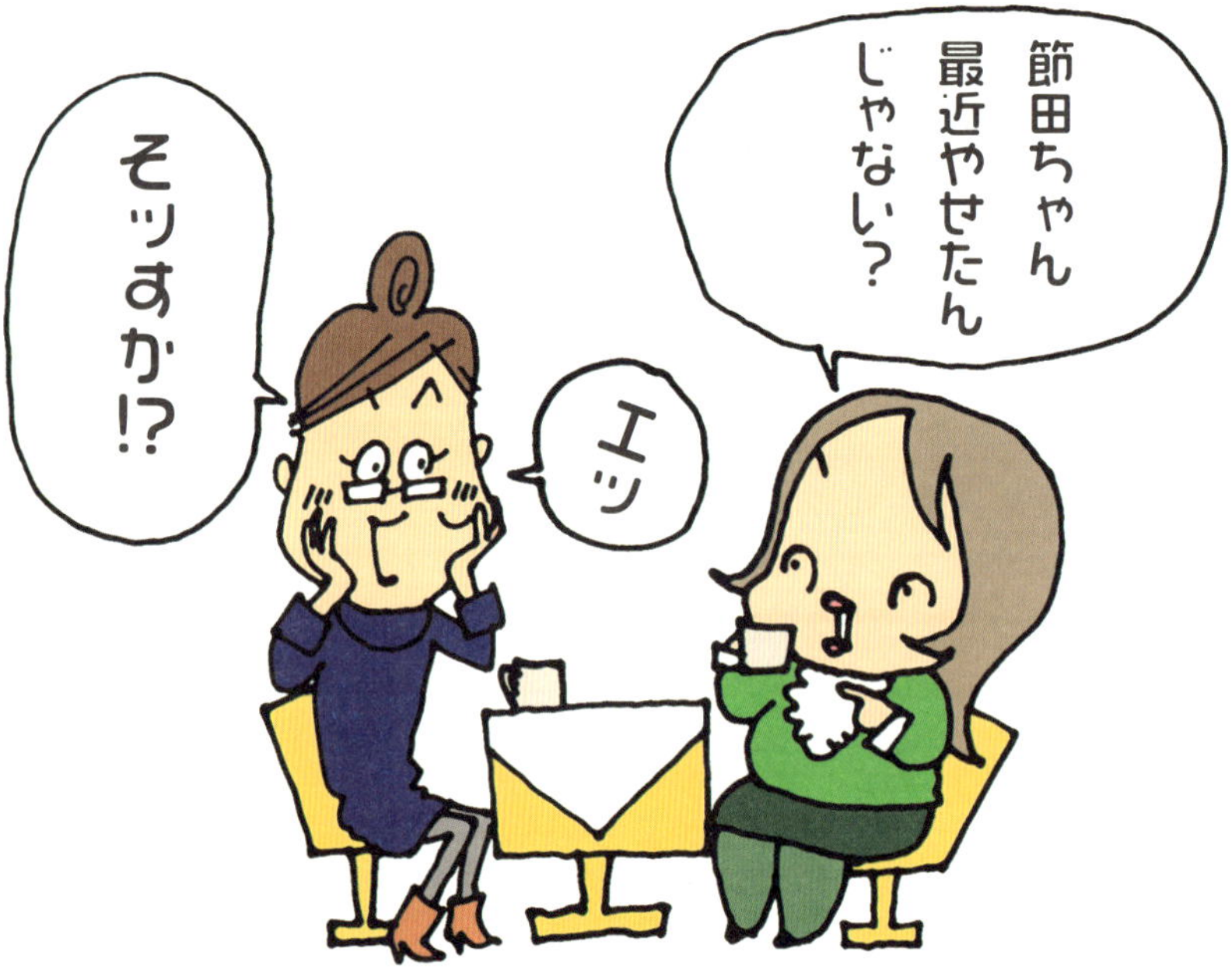
節田ちゃん
最近やせたん
じゃない？
エッ
そッすか!?

実はそれは

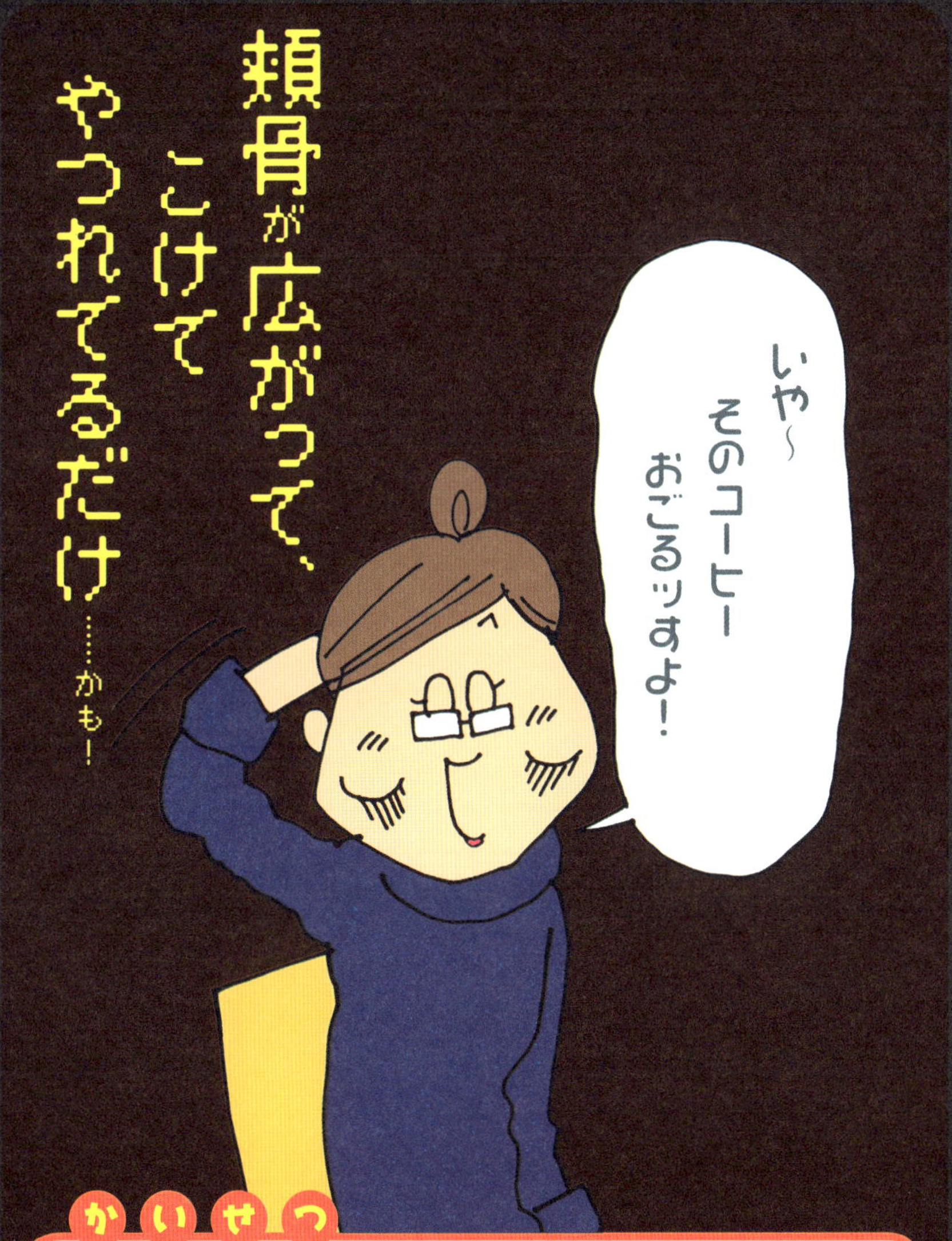
頬骨が広がって、
こけて
やつれてるだけ
……かも！
いや～
そのコーヒー
おごるッすよ！

かいせつ

頭蓋骨が前方に落ち込んで膨らんで見えるために、頬骨が横に広がり、老け顔になってきた証拠！　一見シャープですが、えらがはって逆に顔が大きく見えることも。やせたのではなく、やつれたといってもいいかも……。コレも実は股関節が影響を及ぼしている可能性が……！　**なぜ顔が？　と思う人は 27 ページを！**

「胸に谷間ができたんじゃない？」

「巨乳になったね～」

なんてホメられたことありますか？

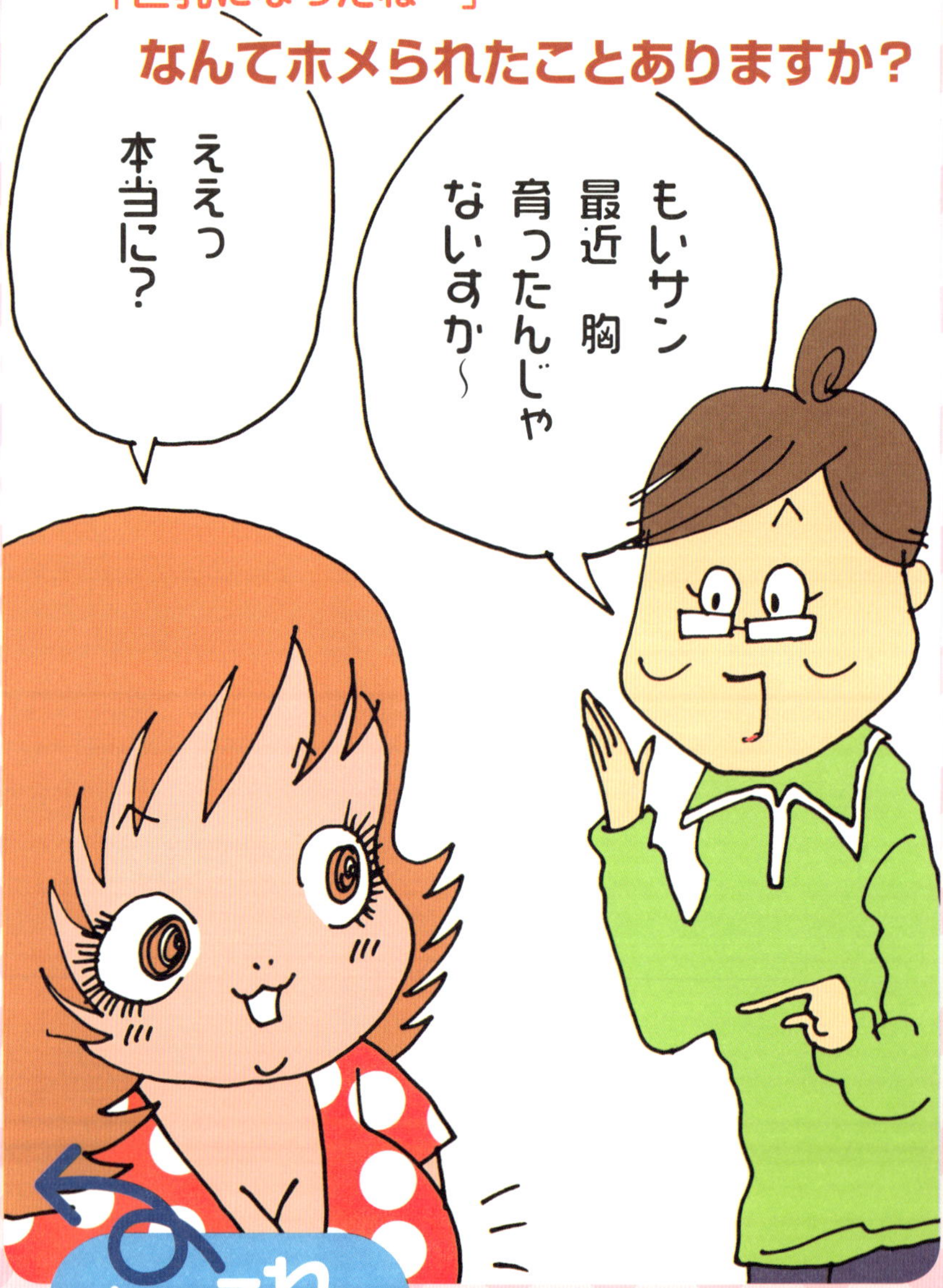
もいサン 最近 胸 育ったんじゃ ないすか～
ええっ 本当に？

実はそれは

猫背で、胸が垂れてしまっただけ……かも！

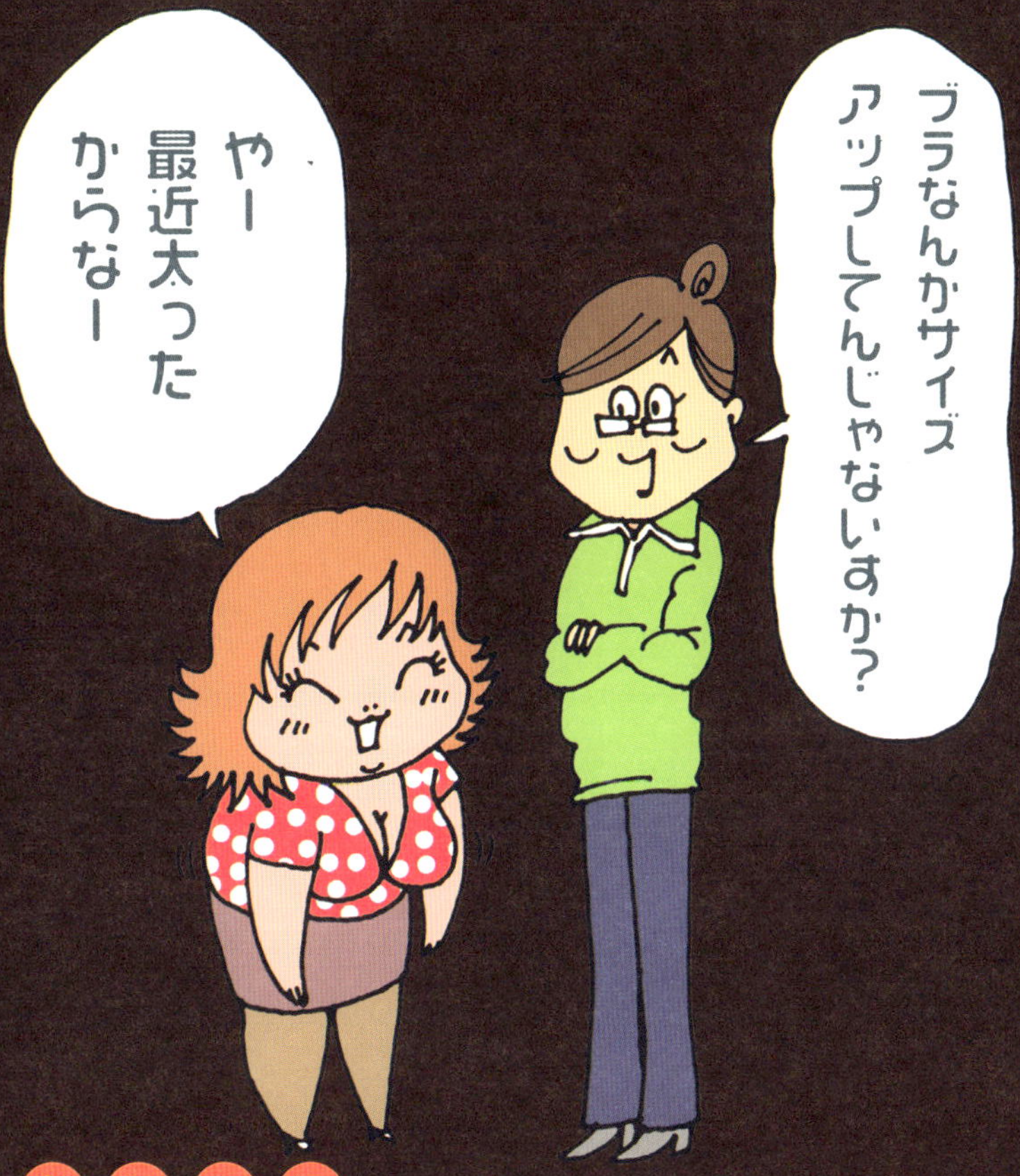
ブラなんかサイズアップしてんじゃないすか？
やー最近太ったからなー

かいせつ

突然胸が大きくなることはほとんどありません。これも開きぎみの股関節が原因かも!?　股関節のずれが背骨や胸郭に影響を及ぼし、猫背ぎみになっている可能性があります。猫背になるとアラ不思議、胸には谷間が出現し、まるで巨乳に見えるのです！　実は巨乳にあらず、虚乳ナリ……。**詳しくは 23 ページを！**

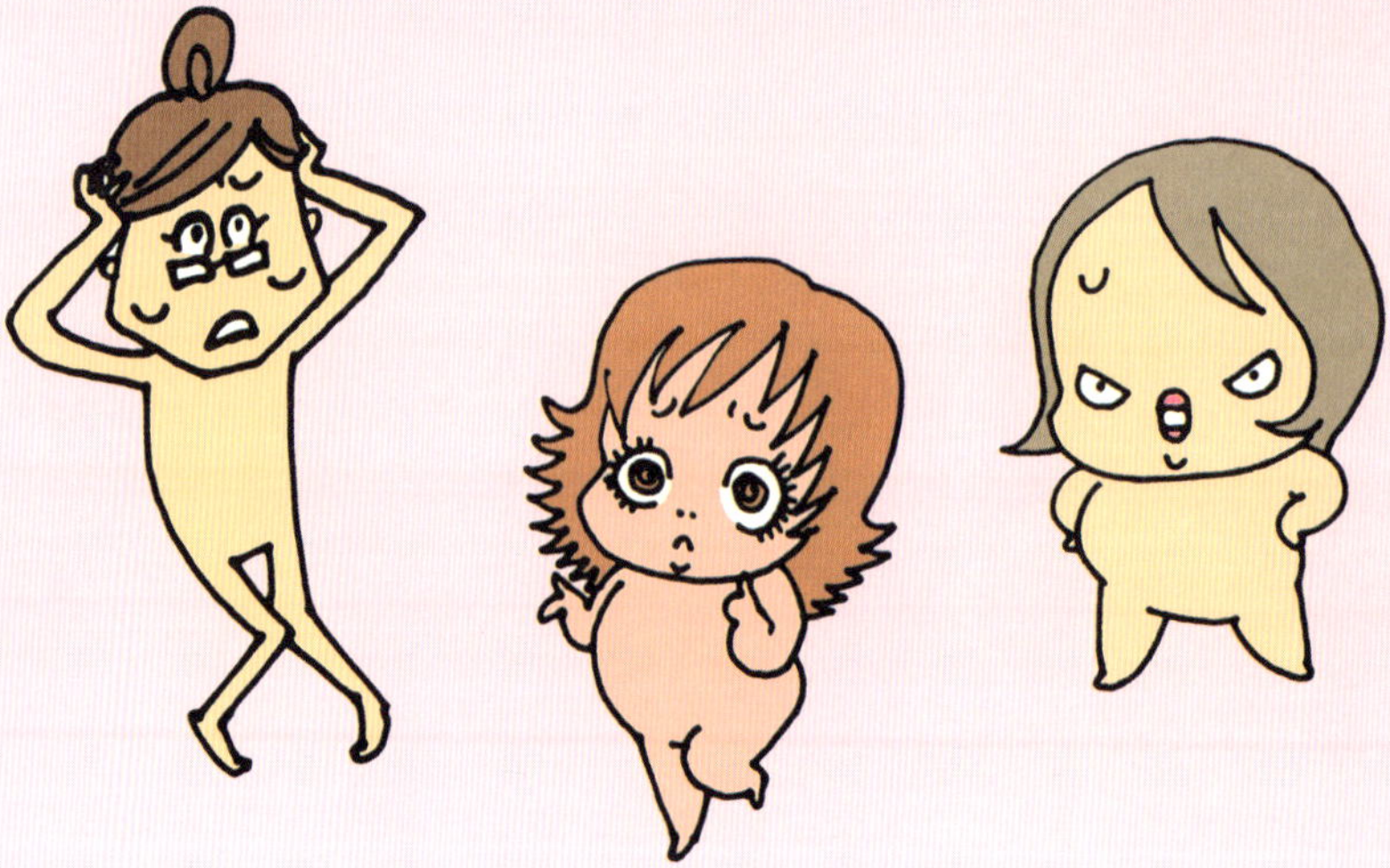

大いなるカンチガイに気づいてしまったアナタ！
でも大丈夫、今からでも十分間に合います！
本書では、股関節のゆがみを改善して、
スッキリ美人を目指すための秘訣を伝授します。
スリムなカラダ、美しく長い脚、不調しらずの健康体……

すべてを手に入れるキーワードは
股関節なのです！

やせキレイになれる！

ゆる〜り　股関節ビューティ・ダイエット

CONTENTS

C O N T E N T S

2章 自分の股関節のタイプを知ろう 49

3章 カンタン！股関節エクササイズ&ストレッチ

1章

ホントは骨盤ではなく「股関節」が開く

「骨盤」ダイエットブームのウソ

骨盤は開かない!?

数年前から、女性誌やテレビ、書籍などが盛んに取り上げている「骨盤」ブーム。なかなかやせないのも、カラダにプチ不調が起こるのも、すべて骨盤が開いているから、というのです。

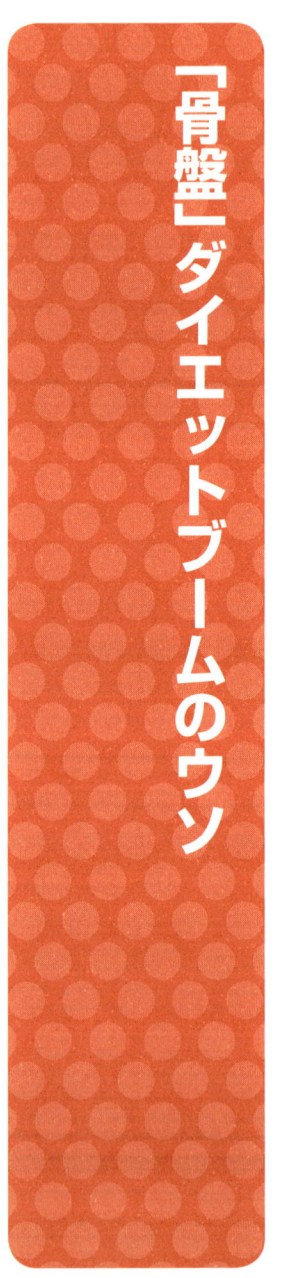

でも、ちょっと待って! 本当に骨盤は開くのでしょうか……? そもそも骨盤とは、どの部分を指すのか、知っていますか?

カンチガイしやすいのですが、実は骨盤とは、ひとつの骨を表すのではなく、複数の骨の総称なのです。面積が広く、ハート型に見える腸骨《ちょうこつ》だけを指して骨盤と呼んでいることが非常に多いのです。

ハート型の腸骨だけでなく、恥骨《ちこつ》、仙骨《せんこつ》、尾骨《びこつ》、坐骨《ざこつ》などを合わせて骨盤と呼びます（19ページの図参照）。この骨盤の構造を考えても、「骨盤が開く」といういい方は、とてもおおざっぱだということがわかると思います。たしかに、腸骨は開くことがあります。ですが、妊娠・出産時や疾患を抱えていないかぎり、ほんの数ミリという単位でしか開きません。

ここ10年、鍼灸整体師もウォーキング講師も、猫もシャクシも「骨盤の重要性」を叫んでいます。ですが、骨盤そのもののとらえかたをアイマイにしたまま、「骨盤を締めること」をダイエット法として紹介しているのです。

確かに、骨盤と一言でいってしまえばカンタンですし、わかりやすくキャッチーです。さまざまなダイエット法が生み出され、消えていくなかで、骨盤というキーワードは、シンプルで説得力があるように思えるのでしょう。

股関節は健康のカギを握る

でも、ダマされてはいけません！　カラダの不調は骨盤が開くから起きているのではないからです。

実は「股関節」が開くことが問題なのです。

エッ⁉　と驚く人もいるでしょう。そして、股関節がどの部分をさすのか、わからない人も多いでしょう。

股関節とは、太ももの骨（大腿骨《だいたいこつ》）のつけ根で、骨盤と結合している部分です。この結合部分が外側に開いていることが問題なのです。

「股関節が開いている」といっても、別に悪いことじゃないように聞こえます。スポーツの前に脚を開くストレッチは、股関節を開く動作ですし、股関節が柔軟に開いて閉じることは、スポーツをするうえで重要なことです。

問題は、普段の生活で股関節が開きっぱなしになったり、元に戻りにくくなることで、この開きが固定化してしまうことなのです。

股関節が開きっぱなしになっていることで起こる弊害はたくさんあります。女性に多いカラダの不調や症状も、股関節が開いていることから生じるのです。

これから、その理由と根拠をわかりやすく説明していきましょう。

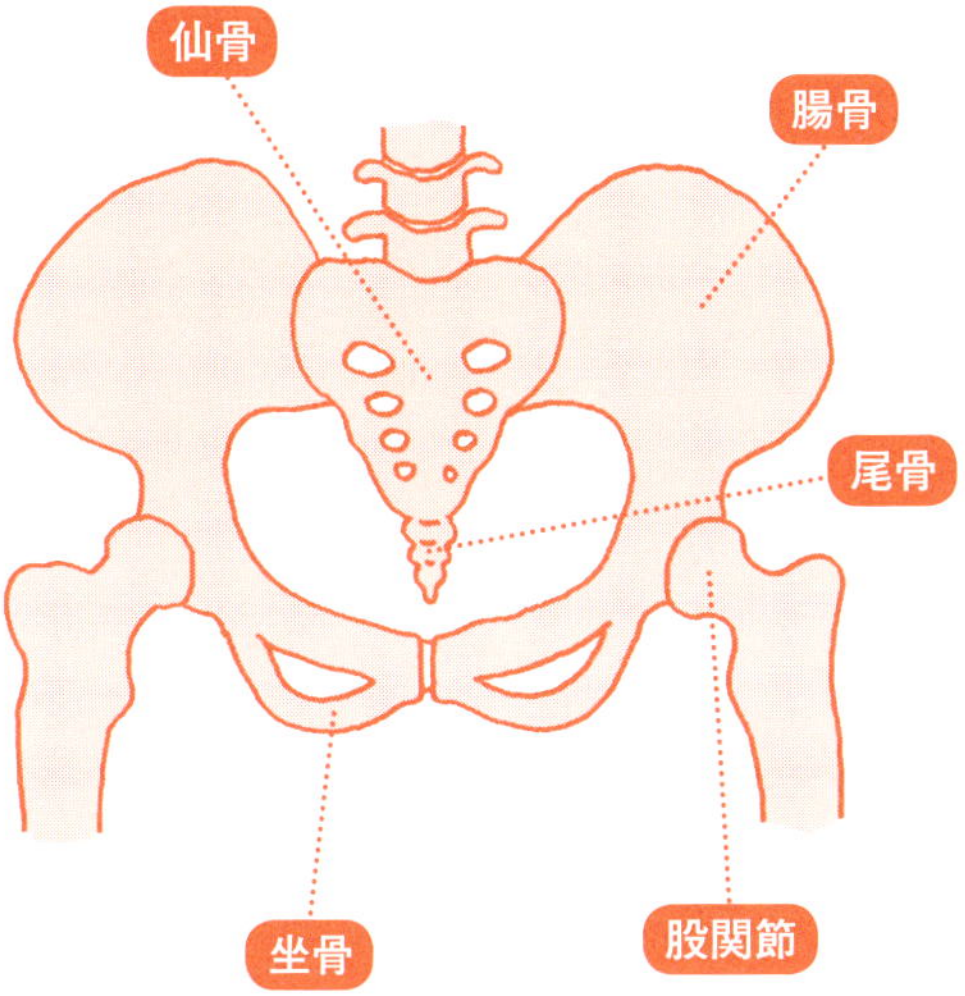

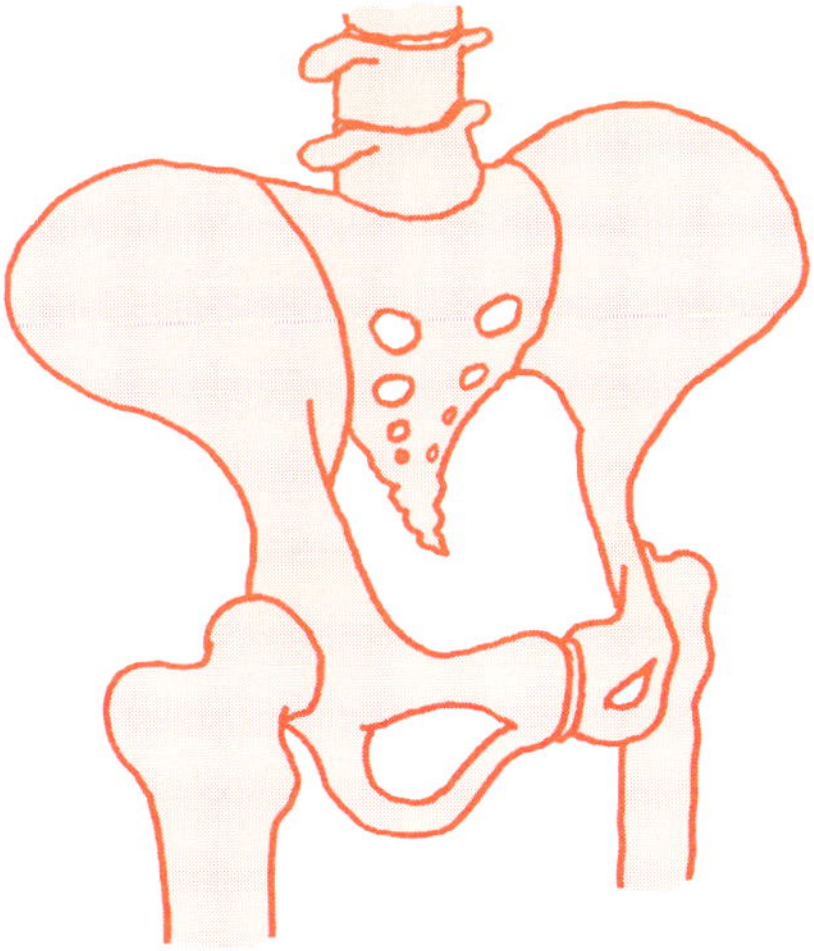

こちらは骨盤を斜め上から見た図。
様々な骨が集まって、
骨盤をかたち作っていることがわかるはず。

なぜ股関節が重要なの？

股関節と骨盤、背骨の関係

股関節が開いているとは、どのような状態でしょうか。
股関節とは、腸骨の半円状のくぼみに、大腿骨の先端（大腿骨頭）がはまっている部分をさします。この大腿骨が外側に開いている状態で生活していると、様々なカラダの不調が起こってきます。

もちろん、ストレッチを要するスポーツや、出産のときなども股関節は開きますが、この場合は一時的に開いているだけ。そうではなく、普通に生活するうえで開きグセがついてしまうと、さまざまな弊害が連鎖反応で

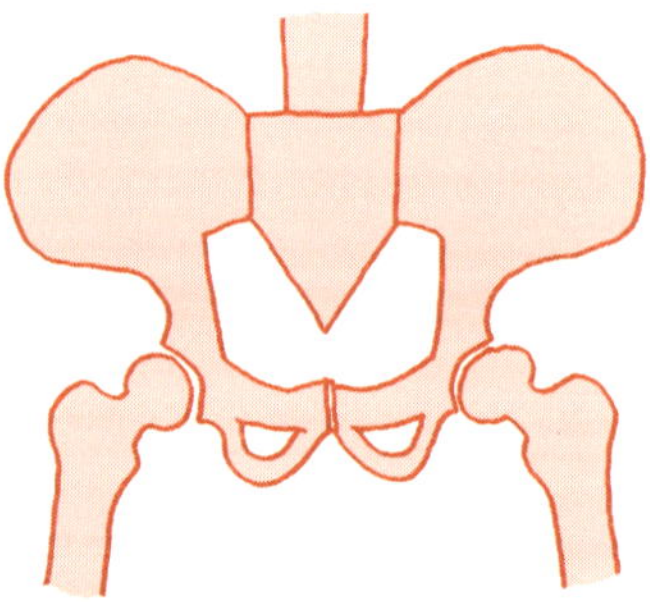

股関節と骨盤の模式図。股関節は可動域が広いため、先端が丸くなっており、腸骨にはまっている。

現れるのです。

このとき、骨盤も関係ないわけではありません。不調の主犯格は股関節で、共犯が骨盤……といったところでしょうか。股関節と骨盤の腸骨がつながり、腸骨には恥骨や坐骨がつながっています。腸骨の上にはカラダを支える背骨がのっているわけですから、一ヶ所のゆがみは全体に影響していくのです。

この構造をほかのものでたとえてみましょう。

コップを重ねてのせたお盆があります。このお盆をあなたが2本の棒で支えているとします。

2本の棒を開いたり閉じたりすると、お盆はぐらぐらと不安定になります。バランスをとろうとして、お盆を前後左右に傾けたりするでしょう。

当然、その上にある重ねたコップも不安定になります。

これが、人間の股関節と骨盤、背骨の関係です。コップは背骨、お盆は骨盤（腸骨や坐骨、恥骨）、そして2本の棒が股関節です。

このたとえは、実際の骨の動きと一致しています。このぐらぐらした不安定な状態は筋肉に作用しはじめ、カラダはだんだんと悪い方へ変化していきます。

下半身デブの元凶

股関節が開いている時間が長くなるにつれ、安定が悪くなった股関節をサポートするために、太ももに筋肉がつきはじめます。

太ももは当然、太くなり、さらに外側に開いた股関節の動きにならって、ヒザは自然と内側へ入っていきます。内股ぎみになると、ヒザから下の踏ん張りがきかないため、足の力が弱くなります。今度はそれを支えるため、ふくらはぎの外側に筋肉がつくようになるのです。

太ももやふくらはぎが太くなる……つまり、下半身デブのはじまりは股関節に原因があったのです！

そして、開いた股関節が原因で不安定になった腸骨は、バランスをとろうとして後ろに傾くようになります。すると、恥骨が前面に突き出すよう

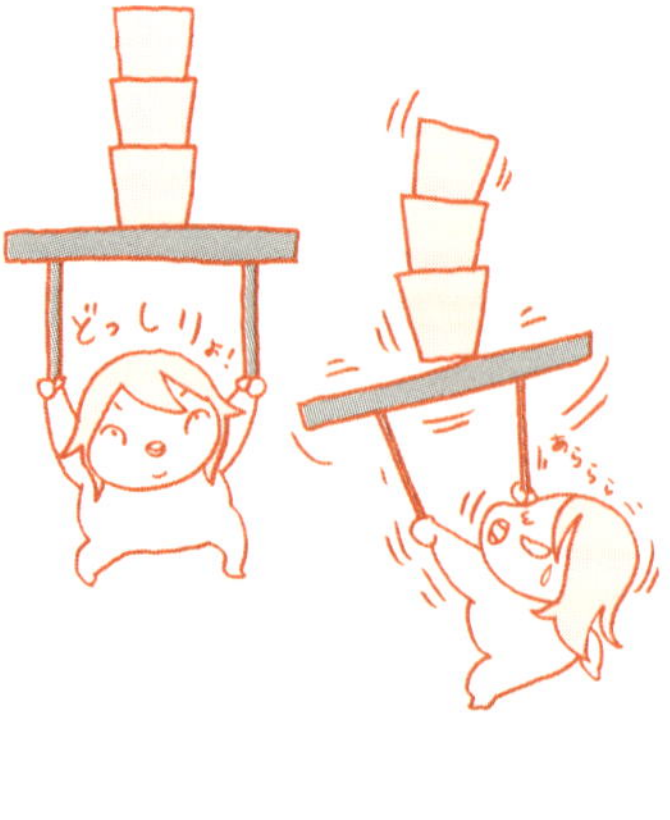

コップが背骨、板が骨盤、棒が股関節と大腿骨。棒（股関節）が板（骨盤）にうまく接続していないと、絵のように、カラダのバランスが崩れてしまうのです。

なカタチになり、いわゆるモリマンになります。恥骨の突き出しを気にしている女性は、非常に多いようです。ジーンズやミニマムシルエットのパンツをはいたとき、股間がもりあがっているのはカッコイイものではありませんよね？

さらに、その上にある背骨はどうでしょうか。土台の腸骨が傾けば、背骨もバランスをとろうとして曲がってしまいます。これでみっともない猫背のできあがり！　猫背は胸を押し下げますから、オッパイも垂れてしまうおまけつき……。

下半身デブにモリマン、猫背に垂れ乳……。股関節のゆがみは女性にとって、ひとつもいいことがありません。「見た目だけなら気にしないわ」と強がる女性がいるかもしれませんが、股関節のゆがみが及ぼす影響は見た目だけではありません。健康面への影響ももちろん出てくるのです。

諸悪の根源は股関節の開きにあり！

冷え性のホントの原因

原因がハッキリしないカラダの不調を「不定愁訴」と呼んだりしますが、実はこれも股関節の開きが影響している場合があるのです。

まず、女性に多い冷え性。脚が冷えて夜眠れなくなったり、なかには痛みまで感じるような人もいます。さらに、脚がむくんでブーツが入らなくなったりと、冷えとむくみを併発しているような人も見受けられます。

これは、股関節が開いていることが原因、という場合が多いのです。股関節の周辺には、下半身に栄養を送りこむ大腿動脈《だいたいどうみゃく》と、不要なモノを心臓に送り返す大腿静脈《だいたいじょうみゃく》、余分な水分や老廃物を回収するリンパ管が通っています。

股関節が開くということは、あるべき位置におさまっていないということなので、近くを流れる血管やリンパ管が圧迫されます。このため血流が滞りがちになり、冷え性の原因になる、というワケです。

また、骨盤内部には子宮や卵巣など、女性特有の臓器があります。血管やリンパ管の流れが悪くなれば、当然、女性ホルモンのバランスも崩れます。生理痛や生理不順など、婦人科系の症状も発生するという悪循環をもたらすのです。

顔の造作にまで影響がある！

また、股関節が開くと、骨盤の腸骨の角度がずれ、おなかを圧迫することがあります。そのため、腸がうまく働かず、便秘がちになることも。

さらに、背骨が曲がり、猫背になると、胸郭《きょうかく》（胸部の骨）が閉じて、呼吸しづらくなるという現象が起こります。この息苦しさは自分でもあまり感じないほどのレベルですが、長期間続けば、全身に影響を及ぼすことでしょう。

夜なかなか眠れない、寝つきが浅いなど、睡眠に関する障害も、実はこの胸郭が閉じていることが原因というのも多いのです。こうなると、悪循環はどんどん進みます。

不眠によって疲労が蓄積されると、集中力が欠けたり、イライラしがちになります。

猫背で肩が前方に落ち込んでいると、肩こりが生じ、首も前傾して、凝り固まります。やっかいなことに、首には多くの神経が通っているため、今度は神経にまで悪影響が及び、偏頭痛などの不調が出ます。

偏頭痛で悩んでいる人の90%は、首に原因があるといわれています。さらに大もとの原因をたどると、なんと、股関節に行き着くこともあるのです。

あまりに多い不調の連鎖反応に、驚く人もいるでしょうが、さらに、股関節のゆがみは頭蓋骨や顔の造作にまで影響があるのです。

首が前傾していると、フランケンシュタインのようにおでこが下に下がってきます。まぶたがむくむ、目が疲れやすい、鼻が詰まるなどの症状が起き、見た目にも、目が小さく見えたり、頬骨が落ち込んで老け顔に見えてくる……。読んでいるだけで恐ろしくなる症状のオンパレードです。

不定愁訴の多くの原因は、股関節が開くことと関係があるのです。それではなぜ、日常生活を送っているだけで、股関節が開いてしまうのでしょうか？

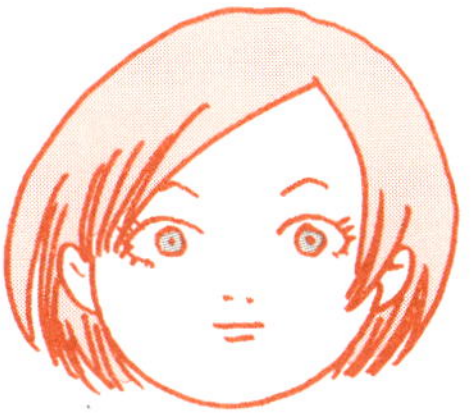

本来

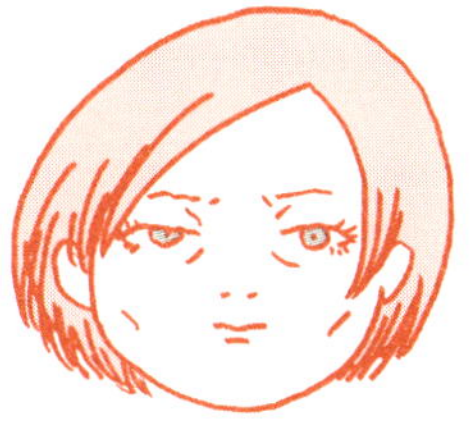

老け顔

顔にまで股関節のゆがみが影響してくるのです……。鏡で今のアナタの顔をチェックしてみて！

開く理由は「欧米化ッ！」

運動しない現代の生活

生活様式の欧米化は、現代の日本人の体型に大きく影響を及ぼしています。では、戦前の生活と現代の日常はどう違うのでしょうか。

まず、ファッション。洋服や靴が普及する前は、着物や浴衣などの和服に、ぞうりやゲタをはいていました。着物や浴衣は、脚を包み込むので左右に脚が開きにくいファッションです。ぞうりやゲタは、親指を鼻緒にひっかけて歩くため、重心は内側にかかります。そのため、股関節は内股の筋肉に支えられ、内側に引き寄せられます。座るときは正座ですから、股関節はしっかり閉じたままでした。

そして、日常生活の動作はどうでしょうか。戦前、家電製品がなかった時代、掃除をするときは、着物で腰をかがめて雑巾がけをし、洗濯は、洗濯板を使って一枚一枚こすり洗い、料理はかまどに火をくべ、水は井戸から汲んできて……など、全身を使って家事をするのが当たり前でした。いつも忙しく立ち働いているため、股関節は開いてもすぐに修正されてもとの位置に戻ることができたのです。

ところが現代は、脚が容易に開くズボンやスカートに、外側へと重心がかかりやすい靴、座るだけで股関節が開きやすくなるイスでの生活に加え、家事もほとんど立ってすませることができ、日常の運動量も格段に落ちました。

エレベーターにエスカレーター、車やバイクなど、運動しなくてもすんでしまう、便利な生活。現代社会では、慢性的な運動不足がついて回ります。つまり、股関節が開いても、運動によってほぐされたり、修正されることなく、固定化してしまう傾向があるのです。

現代人の体型は劇的に変化した

明治に入って、日本人はこぞって西洋文化を取り入れました。次々と輸入される便利な生活用品や建築様式などは、それまでの生活様式をひっくりかえしました。この現象を「文明開化」と呼びますが、このとき、日本人は「文明」だけを受け入れ、「文化」を取りこまなかったといわれています。

文化は芸術なども含めた精神的なものをさし、文明は建物などの具体的なものをさします。

たとえば、日本であれば正座するときにはきちんと作法があります。掃除するときには、母親、おばあちゃんから掃除の作法を教えられてきました。これが代々受け継がれてきた日本の文化です。

ここで質問です。あなたは、イスに座るときの作法を知っていますか？靴で歩くときの所作を教わりましたか？

そうです、わたしたち日本人は、「便利なモノ」だけを輸入して使い、

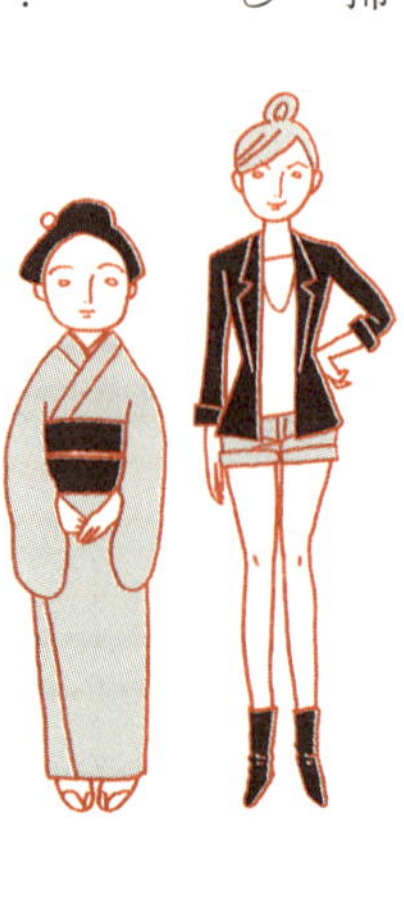

最近の女性はほんとうに足が長くてスマート。でもこの急激な変化が、さまざまなカラダの不調を引き起こしているのです。

背景にある西洋文化を無視してきたのです。イスに座る作法を知らないまま勝手に座り、靴の履き方・選び方をしらないまま過ごし、結果として、カラダのゆがみを引き起こしているのです。

といっても、生活様式の欧米化が必ずしも悪いワケではありません。ここで理解しなければいけないのは、生活様式が変わり、栄養状態もよくなった現代の日本人の体型の変化です。それを理解しないことには、本当の意味での体質改善はできないからです。

今、巷にあふれる骨盤矯正やO脚矯正、整体術などの多くは、野口晴哉氏がその治療理論をもとに作った「野口整体」をベースに施術されています。この理論は昭和はじめから現在まで、画期的な考え方として称賛され、あらゆる整体術や呼吸法の王道となりました。

ただし、この野口整体は短身短足だった日本人の体型をベースに構成されています。つまり、長身長足の人が増えた現代の日本人にはすでに合わなくなった施術を受けている人が多い、といえるのです。

現代女性は「XO脚」

股関節の固い日本人と「XO脚」

日本人にはO脚が多いといわれています。O脚は両ヒザがつかずに、脚全体がOの字のように見える状態ですが、それが遺伝なのか、日本的な生活様式が原因なのか、ハッキリとした理由はわかっていません。確かに街を行く人を眺めていると、両ヒザがつかず、隙間が空いている人が多いようです。

では、本当にO脚が多いのでしょうか?

実は、X脚とO脚が混じった「XO脚」が現代では増えているのです。

その原因は開いた股関節にあります。

股関節が外側に広がっているため、それをカバーしようとして、ヒザの内側に重心がかかります。これによって、ひざ頭が内側に入り込みます（これを内反膝《ないはんしつ》といいます）。つまり、太ももからヒザにかけてはＸ脚なのです。大腿骨の側面は筋肉が張り出し、太くなるため、太もも同士はお肉でぴったりくっついているのです。

ところが、ヒザは内側を向いているものの、股関節が開いているために、両ヒザをぴったり閉じることができません。このままではヒザに負担がかかるため、ふくらはぎの外側の筋肉はバランスをとろうとして張り出します。結果として、ヒザから下には隙間ができて、Ｏ脚になってしまうのです。これが現代女性に多い「ＸＯ脚」です。

昔の日本人にはＯ脚が多く、欧米人にはいまでもＸ脚が多いようです。生活様式が欧米化することによってＸ脚化が進んだことが現代女性のＸＯ脚を作り出した原因といえるかもしれません。

ヨガやピラティスは股関節を悪くする!?

また、厄介なのは、日本人独特の体質です。

エステティシャンをしている、ある女性によると、欧米人と日本人では、セルライトと呼ばれる脂肪の塊の質が違うというのです。

欧米人のセルライトは大量ですが、柔らかいそうです。それとは逆に、日本人はそんなに大量ではないものの、しっかり硬いというのです。エステサロンなどでおこなっている、セルライト部分を吸いこんでもみほぐす施術は、実は欧米人に効果のある施術で、日本人にはあまり合わないのだとか……。

さらに、日本人は筋肉が少量で硬く、関節が動きづらい特徴を持っています。股関節の動く範囲（可動域）が狭いため、開いたままで固まりやすいのです。

これをしらずに整体やウォーキングをしても、あまり効果が出ないのは当たり前です。むしろ余計に股関節が開いてしまったり、トラブルをおこすことにもなりかねません。

今、若い女性の間で、ヨガやピラティス、バレエなどが流行しているようですが、そもそも股関節が開いてしまっている人にはあまり向きません。股関節が開いてＸＯ脚の人は、開脚がしづらいカラダになっています。まずは無理せず股関節をもとの位置に戻すことが先なのですが、ヨガやバレエのインストラクターは、まず開脚することを指導します。

もちろん、もともと股関節が柔らかくて柔軟な人もいます。フィギュアスケートの浅田真央選手がそうです。インナーマッスル（大腰筋・腸骨筋）が強く、柔軟な股関節を持っている日本人はほんの数パーセント。天性の股関節と思ってください。日本人は欧米人に比べてこれらの筋肉が弱いため、股関節が開きやすいのです。ほとんどの人は固く、動きづらく、しかも開きぎみだと自覚しましょう。

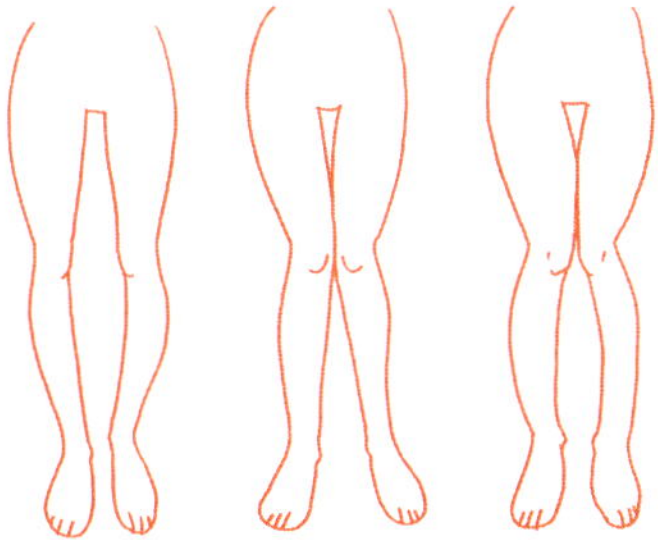

左から、O脚、X脚、XO脚。最近の日本女性に意外と少ないのがO脚。X脚は欧米人などに多くみられます。

〝理想のカラダ〟は誤解だらけ

ニセ「グラマラス」にご用心!

女性にとって、理想の体型とはどんなスタイルでしょうか。最近では、ただ単に細くて華奢な体型ではなく、適度に脂肪がついて、メリハリのあるグラマラスな体型が理想とされています。

ただ、ここでカンチガイしてはいけないことがあります。色気のあるボディラインというのは、実は落とし穴があるからです。

股関節が開いていると、筋肉が太ももやふくらはぎの外側につく、という話はしました。では、皮下脂肪はどうでしょうか。

皮下脂肪の役割にはいろいろとありますが、メインはカラダを冷えから守るためにつくといわれています。冷えがちな部位や代謝の落ちている部位につきやすく、股関節が開いている人は下半身や腰まわりにつくようになります。

コレ、実は一見すると、グラマラスなボディラインに見えることがあり、色っぽいカラダつきになったとカンチガイしてしまうのです。

単純に考えれば、太ももが外側に張り出し、腰まわりに皮下脂肪がついているため、相対的にウエストが締まって見えるだけ。色気のある体型ではなく、比較とバランスの問題なのです！

実際に、私のクリニックで矯正施術を受けたある女性は、来院したときに「冷えとむくみがひどい」と症状を訴えていたので、恥骨矯正や股関節矯正をおこないました。施術を受けてハイ終わり、ではなく、ふだんから股関節を閉じる歩き方や座り方などを意識してもらうようにしました。

2ヶ月くらいたつと、カラダの不調がなくなり、脚も細くなりました。本人も「生理痛がなくなって驚いていたんだけど、周囲からも『ずいぶんスッキリやせたね』といわれてうれしかった」といっています。
カラダの不調はそのままなのに、「色っぽい腰つきになったね」といわれても、それは本来の姿ではないのです。股関節を意識してカラダの内も外も健康になることが、このダイエットの目標なのです。

あおむけで寝るのはマチガイ!?

疲れがたまったときは、何よりも睡眠を多くとるといいといわれています。疲れたときに寝だめをする人もいて、疲労回復にかかせないと話す人もいます。

でも、本当に質のよい睡眠を得るために必要なのは、寝ているときの体勢なのです。

あおむけで寝るのがいちばんよいという説もあれば、うつぶせ寝健康法などもあります。股関節を正しい位置に戻す、という観点からいえば、実は横寝が理想なのです。

あおむけに寝ると、自然につま先が左右に開きませんか？　そう、無意識のうちに股関節は開いてしまっているのです。では、うつぶせ寝はどうでしょうか？　股関節や恥骨には悪くない体勢ですが、呼吸が妨げられる場合があります。もちろん枕やマットレスなどの寝具によっても、睡眠の質は大きく左右されますが、しらないうちに股関節を開いてしまう日常動作は多いのです（理想の睡眠の姿勢については96ページで詳しく紹介します）。

巷にあふれる美容法も健康法も、実は海千山千。よかれと思っている方法が、実際には股関節に悪循環をもたらしているとしっておきましょう。

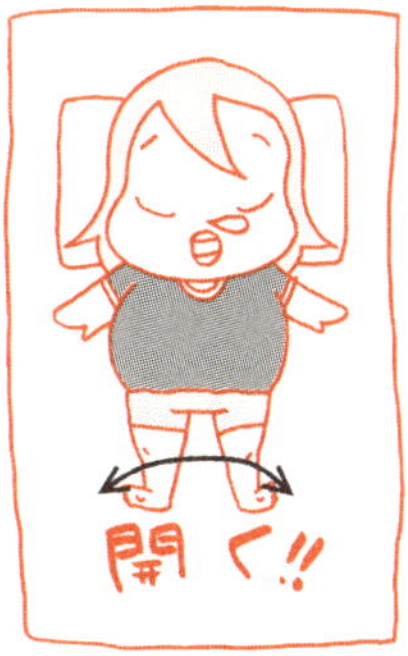

あおむけに寝ていると、腰が痛くなることがありませんか？　これも、股関節が長時間開いているために起こる弊害のひとつなのです。

股関節の開きを改善すると必ずやせる！

下半身デブとサヨナラ！

ここまで、私たちの健康や美容にとって、股関節がいかに重要であるかを解説してきました。肝心かなめは、股関節だということがわかってもらえたと思います。

では、股関節の開きを防ぐことがなぜダイエットにつながるのか、確認していきましょう。

まずは筋肉の偏りがなくなります。

股関節が開いていると、筋肉が太ももやふくらはぎの外側につくことは前述しました。これは、筋肉が本来つくべきではない部位に偏ってつくため、「筋肉の偏在《へんざい》」（偏ってついている状態）と呼んでいます。本来の骨格ではつくはずのない筋肉が外側に張り出しているため、当然のように下半身が太く見えるのです。股関節を締めるように矯正をしたり、生活習慣を改善していけば、筋肉の偏在は徐々になくなっていきます。体重は減っていなくても、脚がほっそりスッキリ見えるようになるのです。

次に、脂肪と筋肉のバランスがよくなります。

筋肉の偏在が取れると、脂肪のつき方も変わってきます。妙な部位に脂肪はつかなくなり、脂肪と筋肉のバランスがよくなります。ボンレスハムのように食い込んでいた太ももや腰まわりは余分な脂肪が落ちていき、ししゃものように膨らんでいたふくらはぎは筋肉のもりあがりが取れて、まっすぐのカモシカ脚になるのです。

また、股関節の改善によって、血液やリンパの流れが改善されます。今まではブロックされてせき止められていたモノが一気に流れるようになる、と考えてください。これによって起こるのは、体温の上昇です。

体温が上がり、下半身の基礎代謝が上がることで、むくみや冷えも解消します。また、脂肪の燃焼が促進されることで、下半身デブとサヨナラすることができるのです。

体質改善も股関節から

最後に、体質。

股関節が開いている人はたいていが疲れやすく、日常のさまざまな動作で無駄にエネルギーを消費しているといえます。

たとえば、股関節が外に開いていると、脚はまっすぐ前に出にくくなります。歩行が内股ぎみになり、本来なら起こらない横方向へのブレが生じます。無意識のうちにバランスを取ろうとする結果、無駄に脚の筋肉を使っているのです。歩くと妙に疲れる人、疲れやすい人は、体力や根性がないからではなく、股関節が開いているからです。

また、股関節が正常に動かないため、腹部の筋肉もうまく使われません。

その上にのっている脂肪も燃焼されにくく、いくら歩いても、おなかぽっこりはちっとも解消されないのです。

無駄に疲れる→動くのが億劫になる→脂肪も燃えにくいカラダに……という悪循環が起きて、結局何をやってもやせにくく、太りやすい体質になってしまうというワケです。

ただし、股関節の改善にも限界があります。股関節を締めても、どうしても落ちない、減らない、やせない部分、いわば弱点があるのです。それは二の腕です。年齢とともにたるんでくる二の腕は、股関節を改善してもスッキリ見えるほどには細くなりません。

本書で「二の腕やせ」だけをもくろんでいる人は、残念ですが、あきらめてください……。

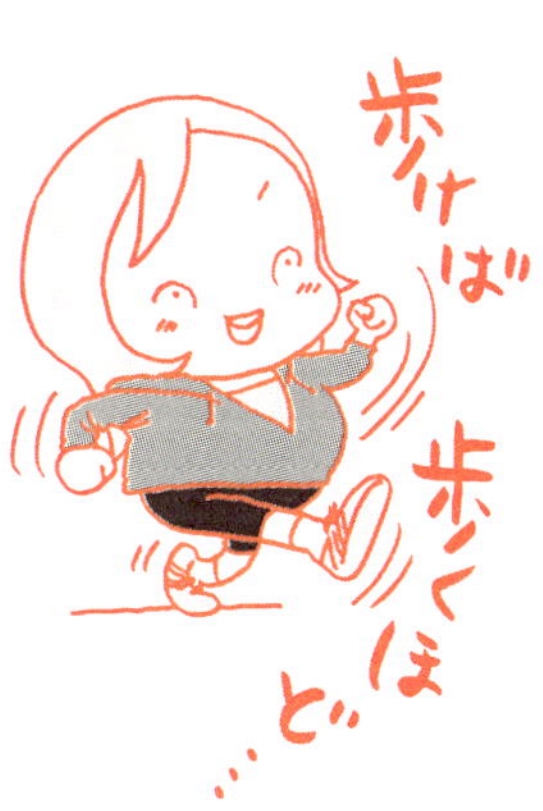

大もとの不調を治さないかぎり、いくらウォーキングやスポーツをしても、意味がないのです……。

左右差は必ずある。だって人間だもの

誰でも右側がゆがんでいる!?

股関節が外側に開くことを説明してきましたが、もちろん左右差もあります。カラダが左右対称でシンメトリーな人はほとんどいません。人間は2足歩行になってから、なぜか左足を軸にして立つようになったといわれています。面白いことに、ほとんどの人は左脚のすねの骨（脾骨《ひこつ》）が右脚と比べると曲がっているのです。

こうなると、当然体重は左側にかかるため、左側の股関節の開きが大きくなったり、左側の腸骨が前方に傾きます。これを右側が余計にカバーしようとして、背骨や首の骨がゆがんだり、負荷がかかるのです。
結果として、何が起こるかといえば、右の鼻だけ詰まるようになったり、あごが右側へゆがむようになったり、右側だけで噛むことで噛み合わせに影響が出たりするのです。

クセがついてしまっているものを直すのは容易なことではありません。ただ、自分で左右差をいつも意識することは大切です。股関節の開きだけでなく、常に鏡を見て左右のバランスを意識することからはじめてみましょう。

股関節について、いろいろなことが見えてきたと思います。今まで常識だと思っていたことがくつがえされたり、目からウロコの新情報がとびこんできて、戸惑っている人も多いのでは？　まずは自分で意識変革することがスタートです。2章のチェックテストで、自分の股関節がいかに開いているか、を自覚してください。

ショッキングな結果になるかもしれませんが、そこから股関節コンシャスな生き方がはじまるのです！

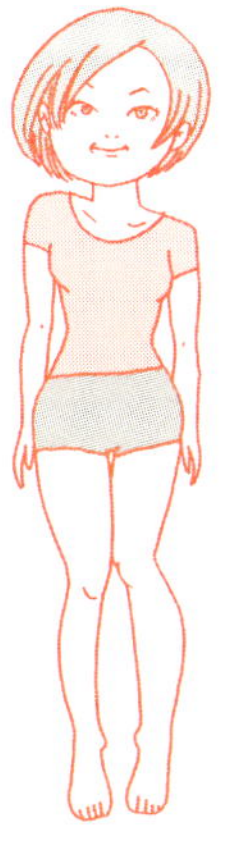

ここまで大きくゆがむ前に、早めに気づいて股関節のゆがみを治したいものです。

メタボ天使 クニちゃんの日常

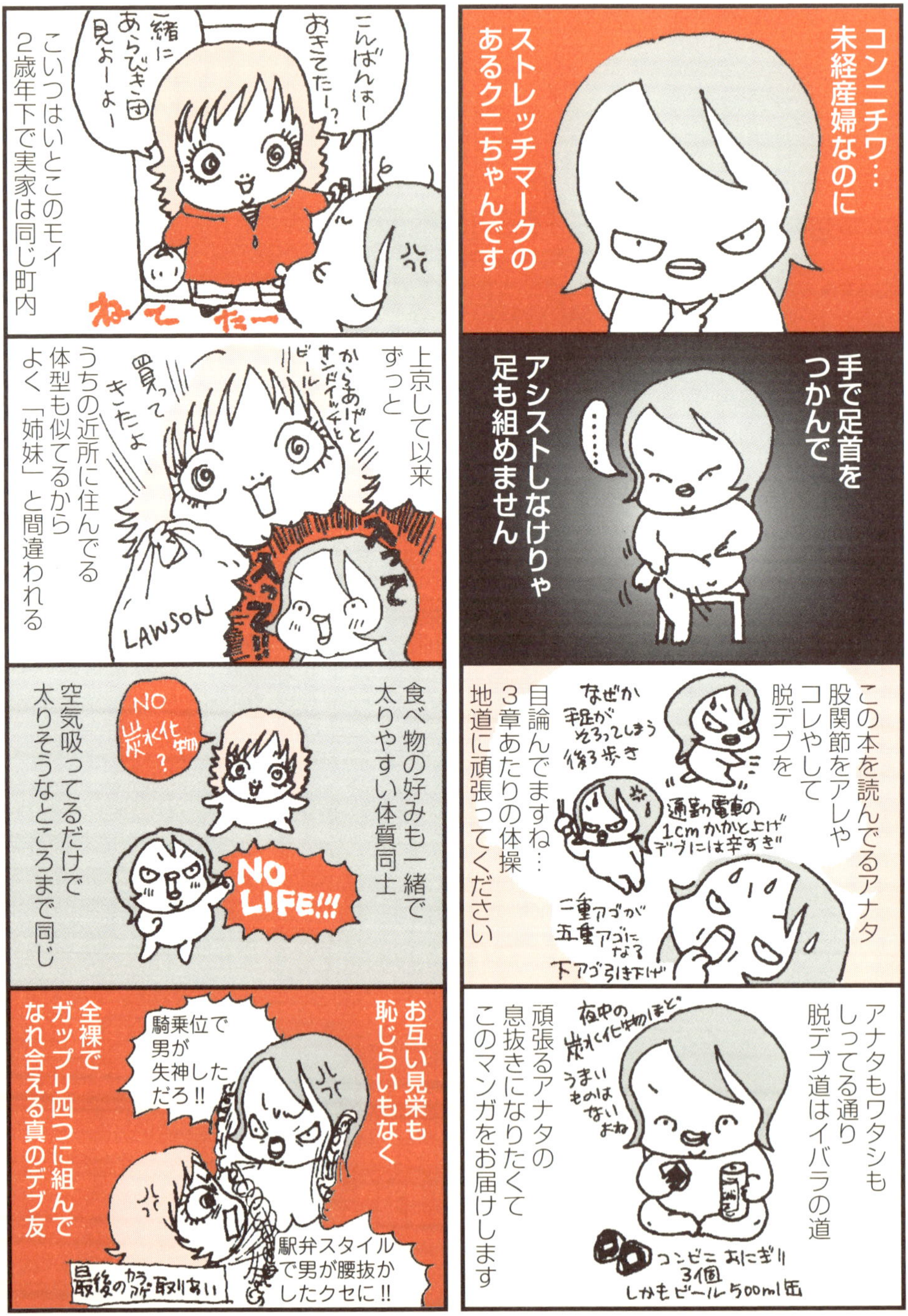

コンニチワ…
未経産婦なのに
ストレッチマークの
あるクニちゃんです
手で足首を
つかんで
アシストしなけりゃ
足も組めません
…
この本を読んでるアナタ
股関節をアレや
コレやして
脱デブを
目論んでますね…
3章あたりの体操
地道に頑張ってください
なぜか
手足がそろってしまう
後ろ歩き
通勤電車の
1cmかかと上げ
デブには辛すぎ
二重アゴが
五重アゴになる
下アゴ引き下げ
アナタもワタシも
しってる通り
脱デブ道はイバラの道
頑張るアナタの
息抜きになりたくて
このマンガをお届けします
夜中の
炭水化物ほど
うまいものはないよね
コンビニおにぎり
3個
しかもビール500ml缶
こいつはいとこのモイ
2歳年下で実家は同じ町内
こんばんはー
おきてたー？
一緒に
あらびき団
見よーよー
ねてたー
上京して以来
ずっと
うちの近所に住んでる
体型も似てるから
よく「姉妹」と間違われる
からあげと
サンドイッチと
ビール
買って
きたよ
LAWSON
入って
入って!!
食べ物の好みも一緒で
太りやすい体質同士
空気吸ってるだけで
太りそうなところまで同じ
NO
炭水化物
？
NO
LIFE!!!
お互い見栄も
恥じらいもなく
全裸で
ガップリ四つに組んで
なれ合える真のデブ友
騎乗位で
男が
失神した
だろ!!
駅弁スタイル
で男が腰抜か
したクセに!!
最後のカラアゲ取りあい

メタボ天使 クニちゃんの日常

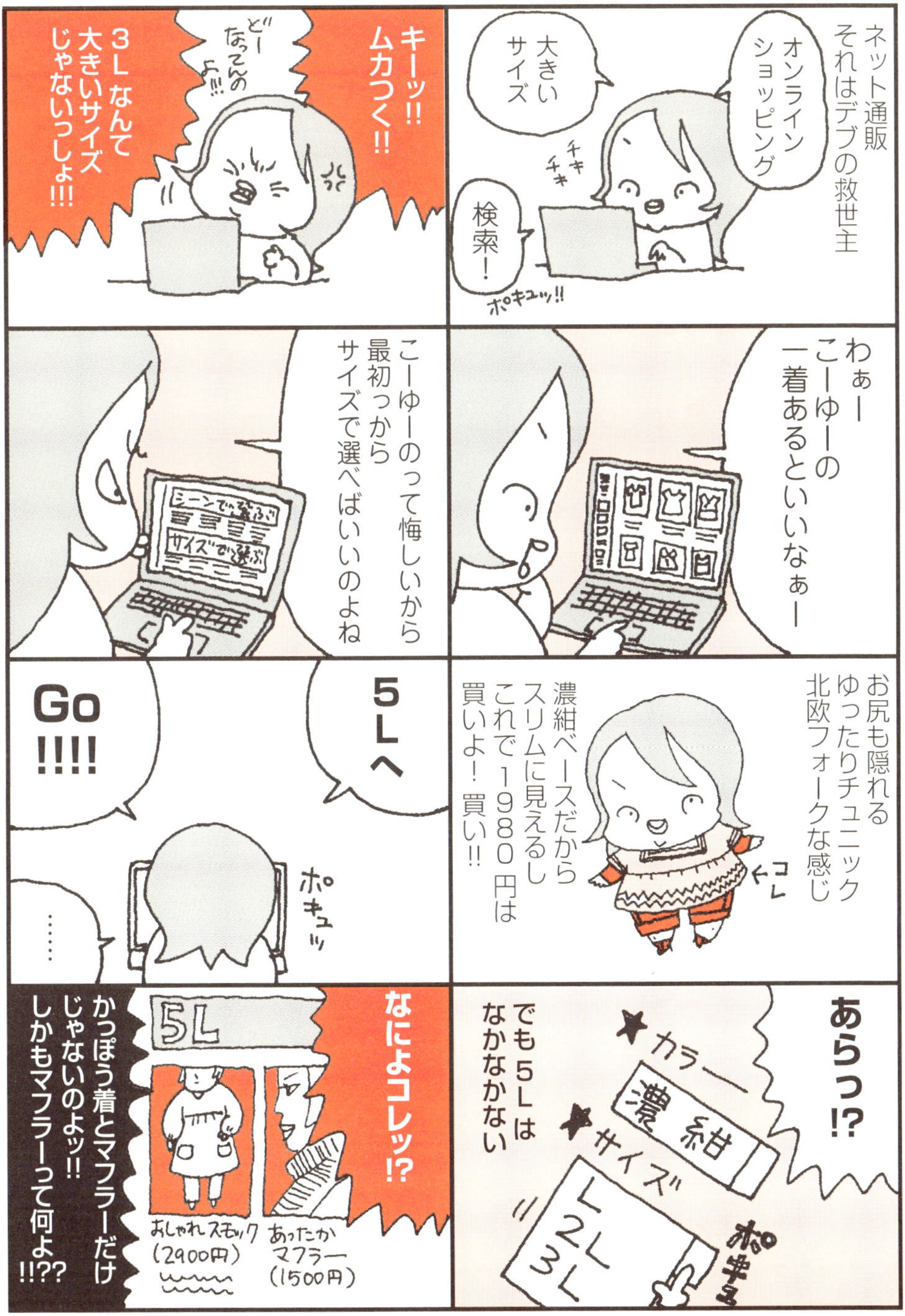

メタボ天使　クニちゃんの日常

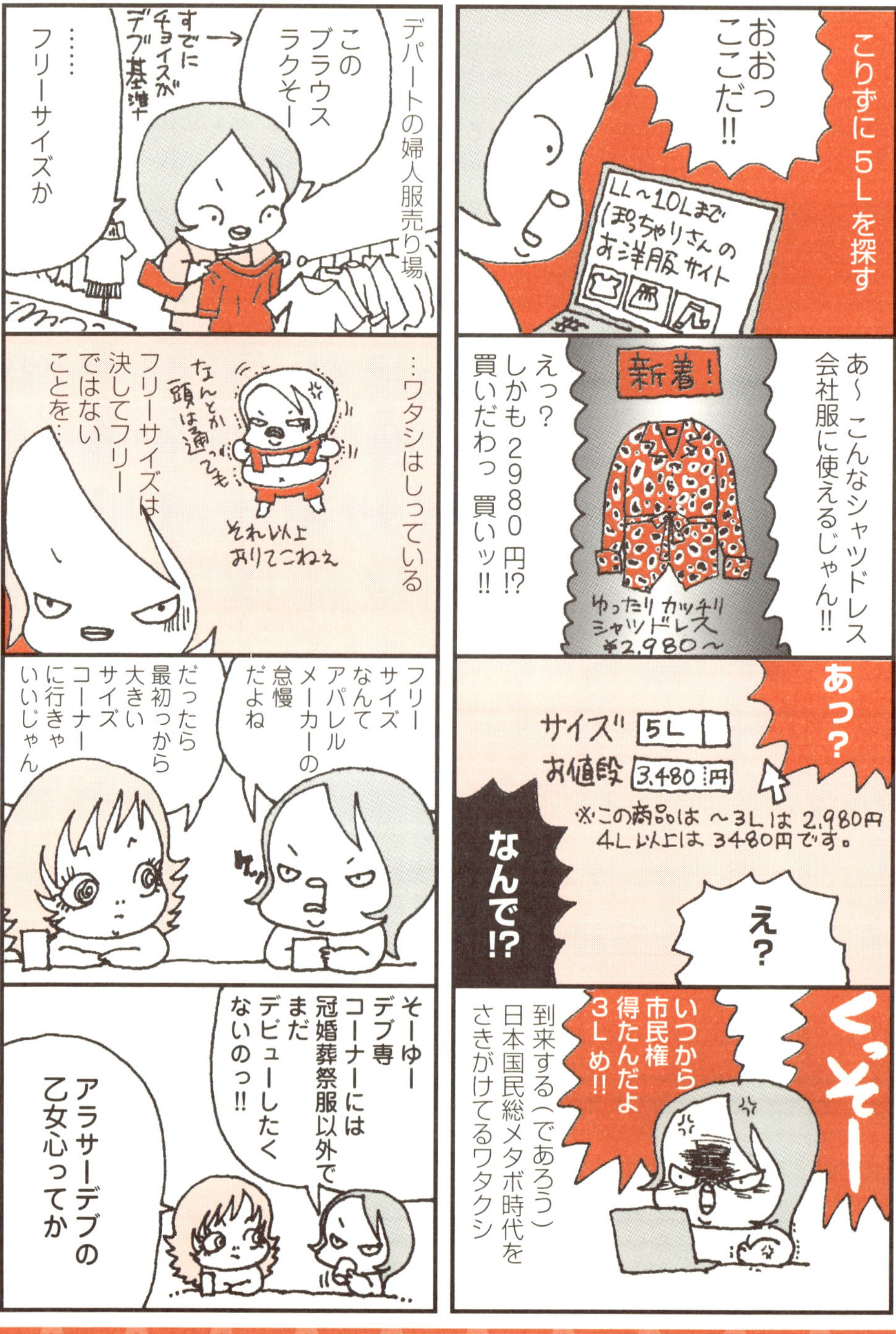
こりずに5Lを探す
おおっ ここだ!!
LL~10Lまで ぽっちゃりさんの お洋服サイト
あ~ こんなシャツドレス 会社服に使えるじゃん!!
新着!
ゆったりカッチリ シャツドレス ¥2,980~
えっ? しかも2980円!? 買いだわっ 買いッ!!
あっ?
サイズ 5L
お値段 3,480 円
※この商品は ~3Lは 2,980円 4L以上は 3480円です。
え?
なんで!?
くっそー
いつから 市民権 得たんだよ 3Lめ!!
到来する(であろう) 日本国民総メタボ時代を さきがけてるワタクシ
デパートの婦人服売り場
このブラウス ラクそー
すでにチョイスがデブ基準
……フリーサイズか
…ワタシはしっている
フリーサイズは 決してフリー ではない ことを…
なんとか頭は通っても
それ以上 おりてこねぇ
フリーサイズ なんて アパレル メーカーの 怠慢 だよね
だったら 最初っから 大きい サイズ コーナーに行きゃ いいじゃん
そーゆー デブ専 コーナーには 冠婚葬祭服以外で まだ デビューしたく ないのっ!!
アラサーデブの 乙女心ってか

2章

自分の股関節のタイプを知ろう

股関節は女性にとって、健康やダイエットと縁の深いとても重要な器官。じゃあ、股関節が正常な位置にないと、具体的にどんな影響があるの？ そして股関節のずれを改善するには？ まずは自分のカラダの状態を把握するために、次のページからの質問に答えてみましょう。CHECK1 でわかるのは、アナタの股関節のゆがみ度。CHECK2 では、5 つのタイプにわけた「悪いクセ」や「イヤな特徴」も明らかになっちゃいます。もしかしたら、ショックな結果が待ち受けているかもしれません……？　でも心配しないで！　タイプ別のアドバイスを参考に、より効果的にダイエットしましょう！

Aエリア

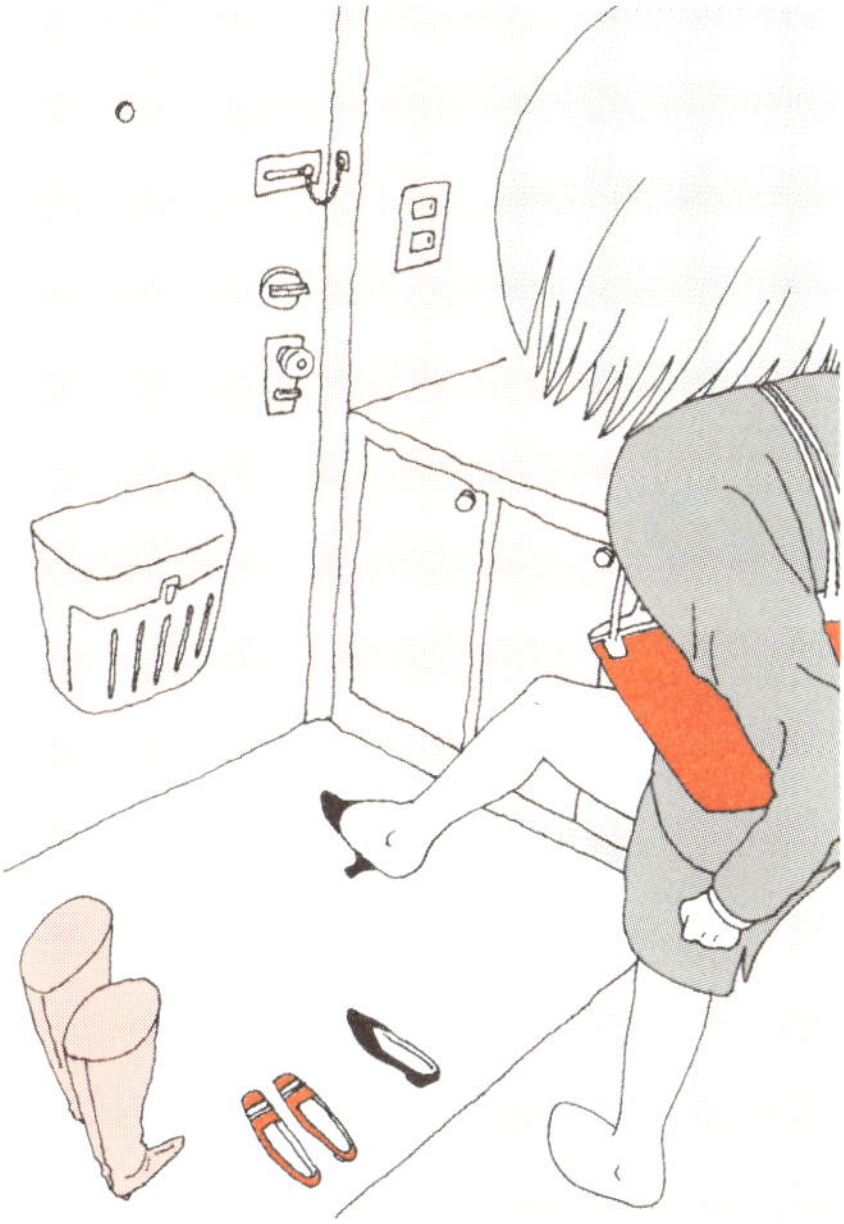

□ 休みの日はとにかく寝だめする

□ 寝だめすると頭痛や腰痛がする

□ ずっと立っていると腰が痛くなる

□ 床に座るとき、横座りすることが多い

□ 朝起きたとき、脚がむくんでいる

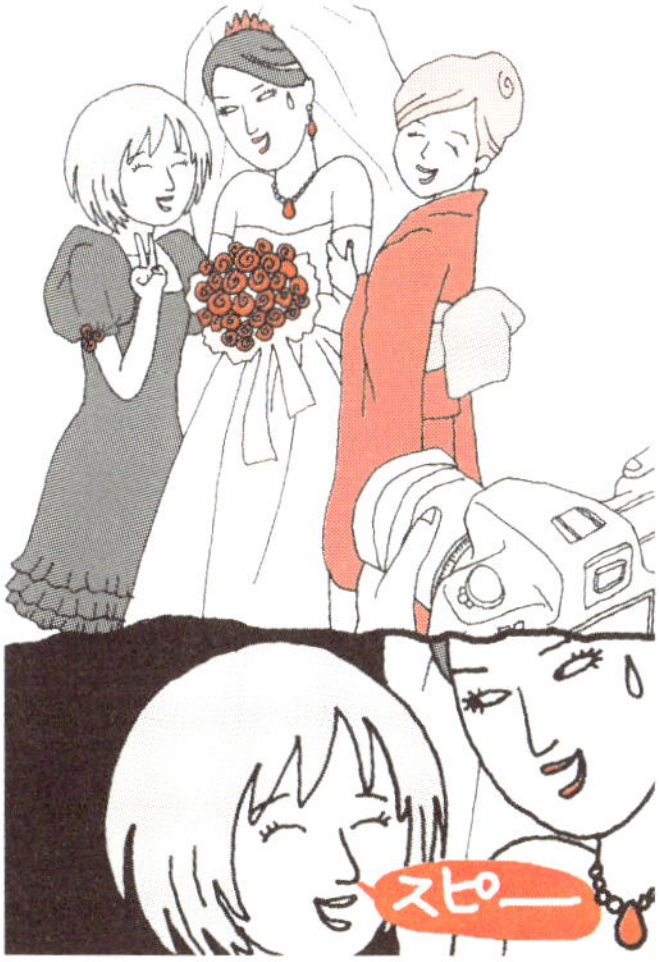

□ 生理不順や生理痛がひどい

□ 熟睡できない

□ 悪夢にうなされることが多い

□ 鼻が片方だけつまる

Bエリア

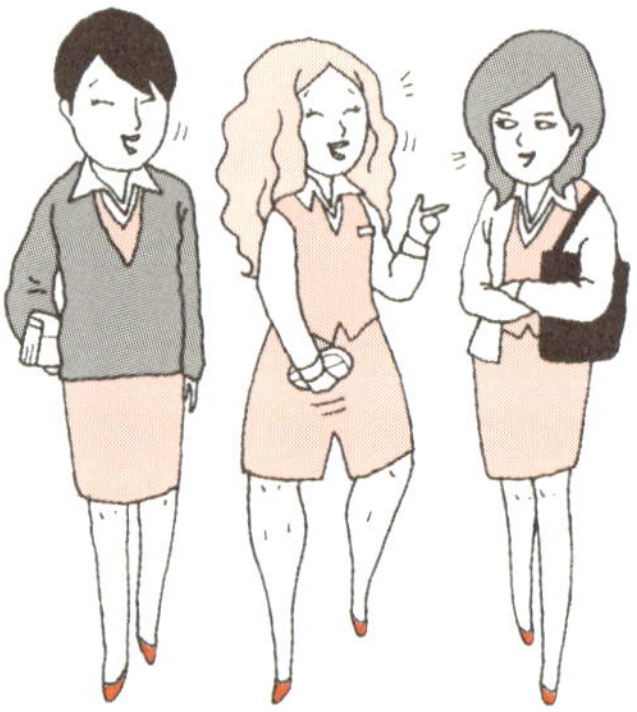

- ☐ 靴のかかとの外側が減っている
- ☐ 気づくとスカートが回っていて、スリットやファスナーの位置がずれている
- ☐ 立っているとき、片方の脚に重心をかけがち
- ☐ つい脚を組んでしまう
- ☐ 雨の日、片側の脚だけに泥はねしている

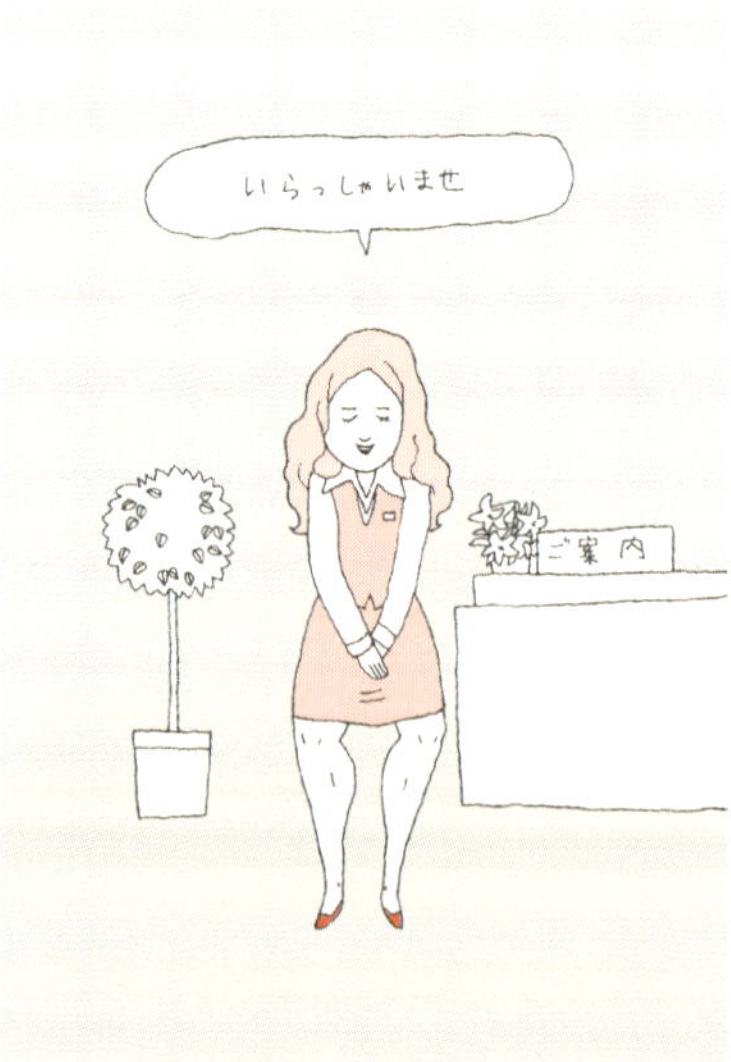

- ☐ ヒールをはくと、ヒザを曲げて歩いてしまう
- ☐ ウエストのくびれの位置が左右で違う
- ☐ ふくらはぎの太さが左右で違う
- ☐ 揃えてるつもりでも両ヒザがつかない

Cエリア

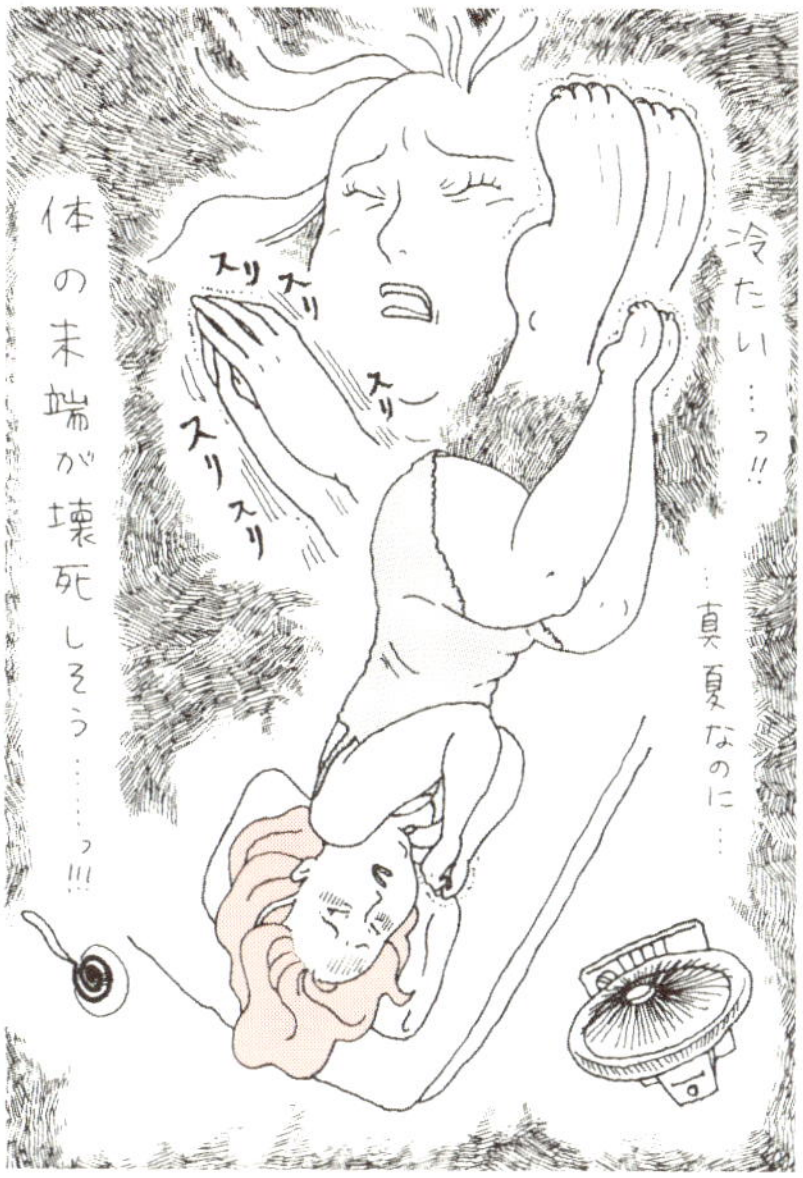

- [ ] つま先が冷えて眠れないことがある
- [ ] 便秘がちである
- [ ] 腰まわりに肉がついて、腰つきが色っぽくなったといわれる
- [ ] 太ももとお尻の境目がわからなくなってきた
- [ ] ローライズの上に肉が乗っている

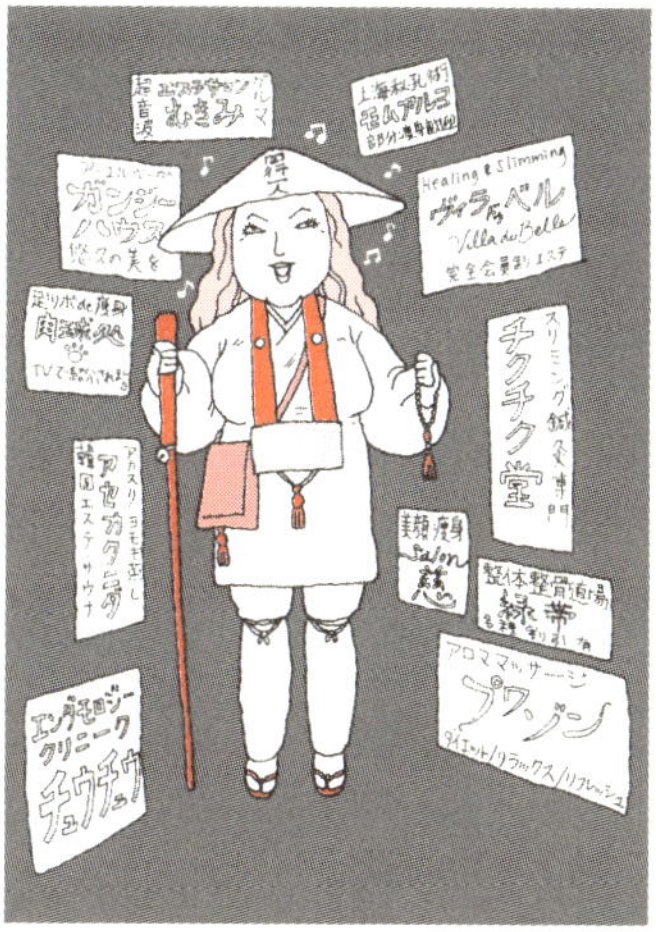

- [ ] エステやマッサージを巡礼している
- [ ] 最新のダイエット法はとりあえず試す
- [ ] ブラジャーを外すとくっきり跡がつく
- [ ] 「やせたい」がログセだが、ダイエットに成功したためしがない

Dエリア

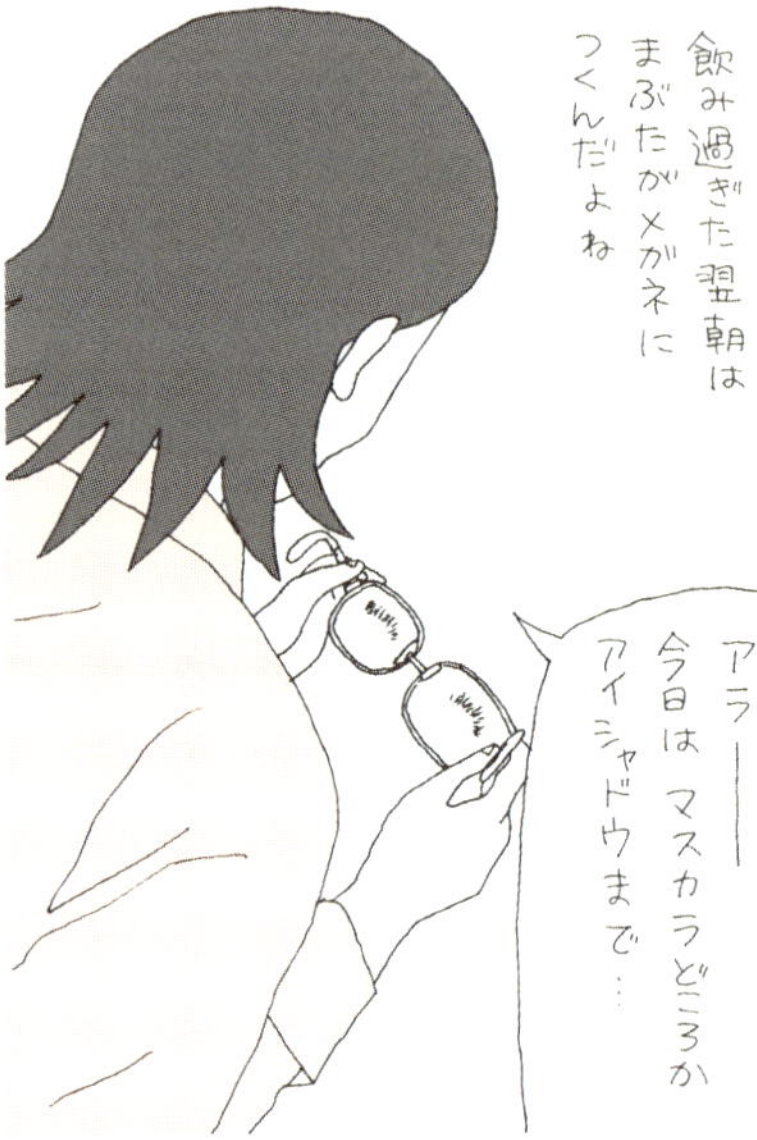

飲み過ぎた翌朝は まぶたがメガネに つくんだよね
アラー 今日は マスカラどころか アイシャドウまで…

- [ ] まぶたが腫れぼったい
- [ ] あごの尖端が顔の正中線上にない
- [ ] 鼻炎もちである
- [ ] 右の眉のほうが高い位置にある
- [ ] 目の大きさが左右で違う

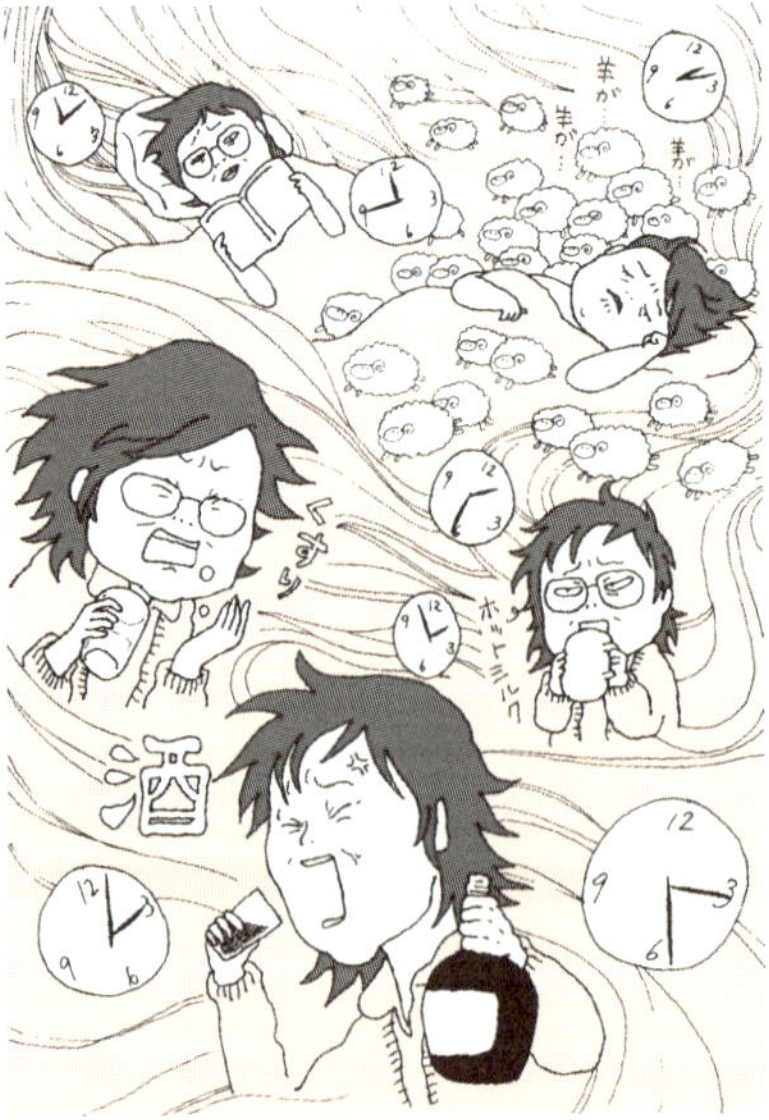

羊が…
羊が…
羊が…
くすり
ホットミルク
酒

- [ ] 妙に目が疲れる
- [ ] 寝つきが悪い
- [ ] 頭痛もちである
- [ ] 噛み合わせがよくない

Eエリア

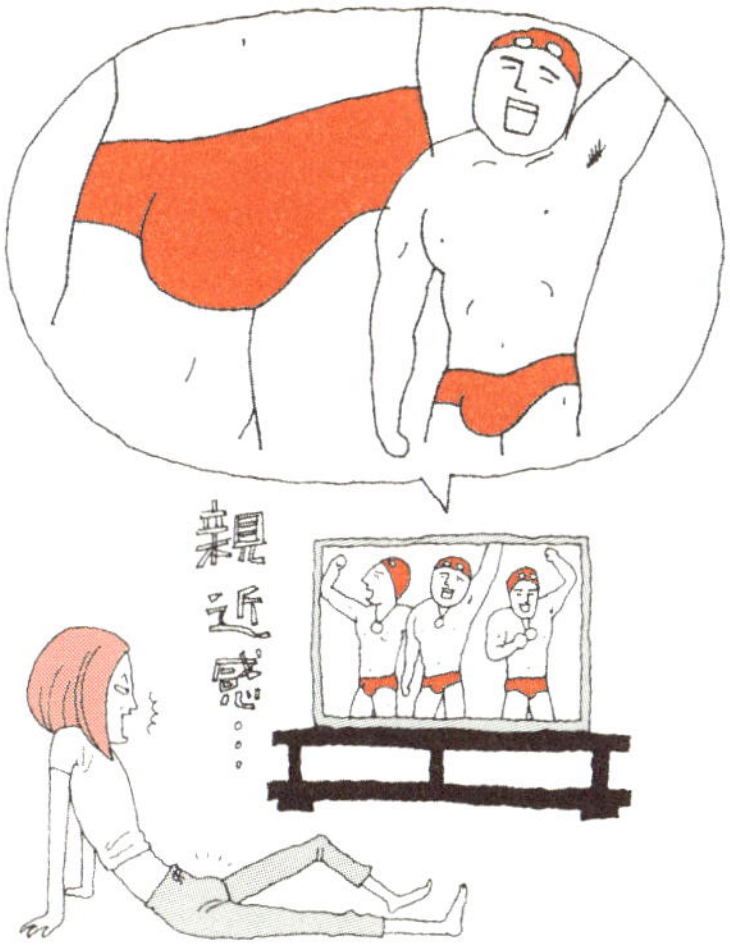

- □ イライラすることが多い
- □ 恥骨が出っ張っている、いわゆるモリマンが気になる
- □ ヒザまわりの肉が気になる
- □ のぼせることがある
- □ 体重は減ってないのに「やせたね～」といわれることが多い

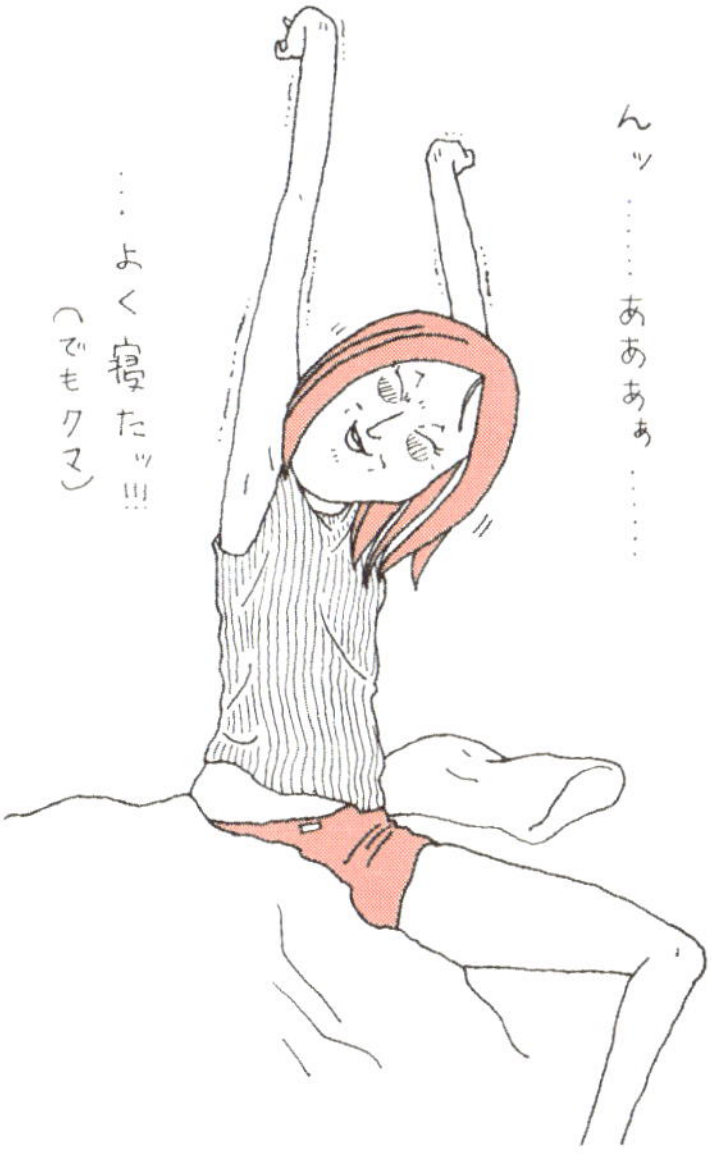

- □ 目にクマがよくできる
- □ 肩こりがひどい
- □ サザエさん脚といわれる（筋肉がなくて均一な太さのふくらはぎ。足首のくびれもない）
- □ 姿勢が悪いといわれる

CHECK1

チェックはいくつつきましたか？

まずはチェックした数の合計で、股関節の開きやゆがみのレベルを自覚してみましょう。

レベル1 0～10個

まだ大丈夫！

今ならまだ股関節に悪いクセはついていない様子。美脚にいちばん近いアナタ。とはいえ、油断は禁物。ふだんの生活から股関節への意識を高めるように心がければ、今、抱えている不調も改善し、さらに健康的素足美人になれる！

レベル2 11～25個

股関節開き気味

股関節に悪いクセがつきはじめているアナタ。立ち方、座り方など、日常生活での基本動作に原因がありそうです。レベル２から３へと悪化するのはあっという間！ 90ページからの基本動作を見て、じっくり矯正をはじめよう！

レベル3 26～35個

見事！完璧に開いてます

股関節が外側に開きぎみ。とくに太ももが外に張り出し、太く見える、という悪循環に陥っているのがこのタイプの特徴。腰痛や肩こり、生理痛などカラダの不調も出ているのでは？「ブス脚」から逃れるために、基本動作に加えて、115ページからのエクササイズやストレッチを日課にしみて！

レベル4 36～50個

緊急事態発生！

股関節が開き、ゆがみも生じているアナタ。毎日の生活を見直し、エクササイズで少しずつ軌道修正しないかぎり、太くて非対称なブス脚が治らないだけでなく、病気になってしまう可能性も！ あせらず少しずつ、股関節ストレッチをこなして、美脚健康クィーンを目指そう！

CHECK2

次はタイプ別診断表。最も多くチェックがついたのはABCDEどのエリア？　ここで現在のカラダの状態をしり、効率よく整えていきましょう！

カラダとココロはつながっているもの。コンプレックス、恋愛、仕事、そして運勢までも改善できちゃうんです！

チェックが同数の場合は、どちらのタイプの傾向も持っているということなので、両方のアドバイスを柔軟に取り入れていきましょう。

さあ、まずは怖がらず、今の自分を直視してみましょう！

Aエリアにチェックが多くついた人は…

股関節ぱっくりオバハンタイプ

おせっかいで噂好き。
おおざっぱなO型気質といわれる

くびれがなくズン胴

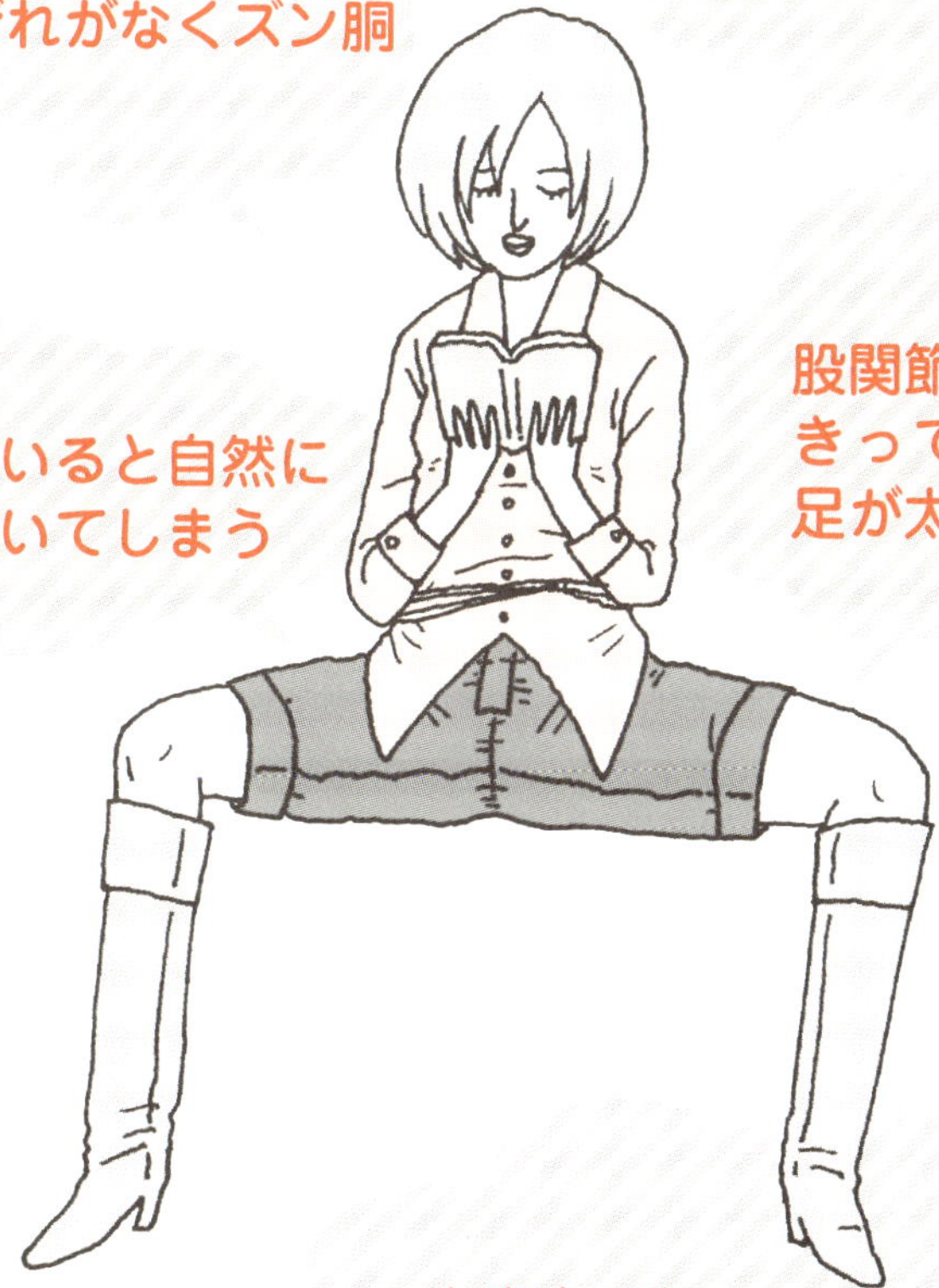

股関節が外に開ききっているため、足が太く見える

座っていると自然に膝が開いてしまう

上半身は細くても
下半身は立派なオバハン体型

股関節ぱっくりオバハンタイプはこんな人!!

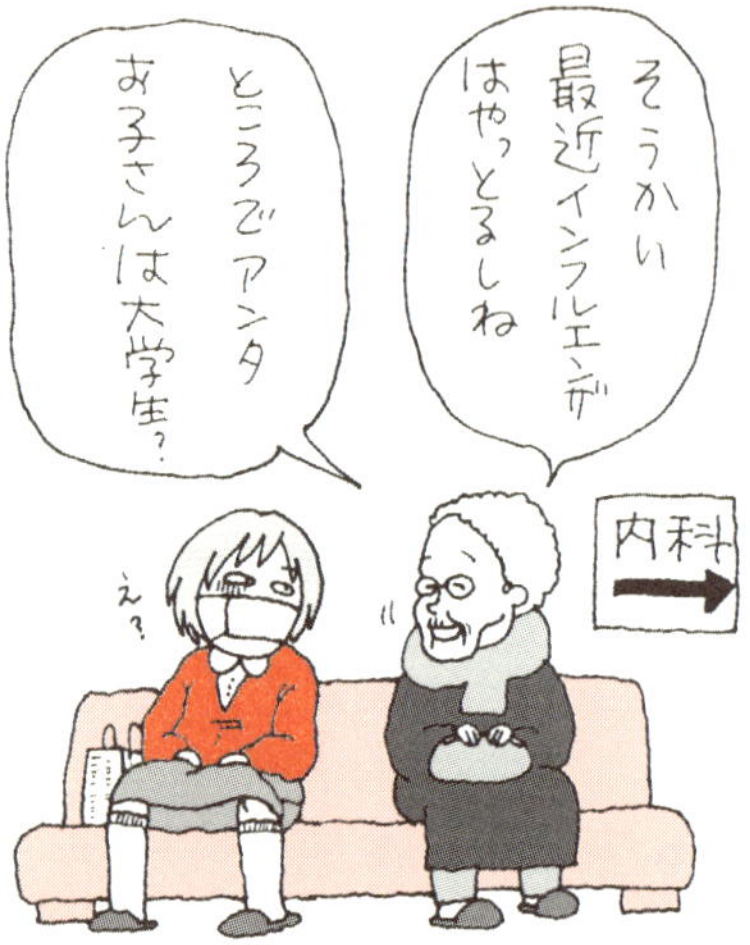
そうかい
最近インフルエンザ
はやっとるしね
ところでアンタ
お子さんは大学生？
え？
内科

どこへ行っても、誰に会っても、年齢をちゃんと当てられたことがない……

外見

老けて見られる安産体型

決して太っているワケではないのに、妙に落ち着いた安定感が下半身にあります。昔から「安産型だね」といわれていませんでしたか？　コレ、ただ単純にお尻が大きいからではありません。実は股関節が開いているからなのです。イスに座ったり、自転車に乗ると、自然に脚が開いていませんか？ この原因も股関節にあります。

さらに、いつもひとまわり上の年代に見られていませんか？　顔の造作やカラダつきが老けているのではなく、動作やふるまいがオバサンっぽいからなのです。股関節が開いていると、恥じらいや初々しさ、若さとは縁のない体型になってきて、どっしりしたオバサンのように見えるのです。また、立っているとき、つい背を丸めてしまいがち。これも老けて見られる理由です。年をとるにつれて、ナスのように下半身に肉がつくのがこのタイプの特徴です。

股関節ぱっくりオババハンタイプはこんな人!!

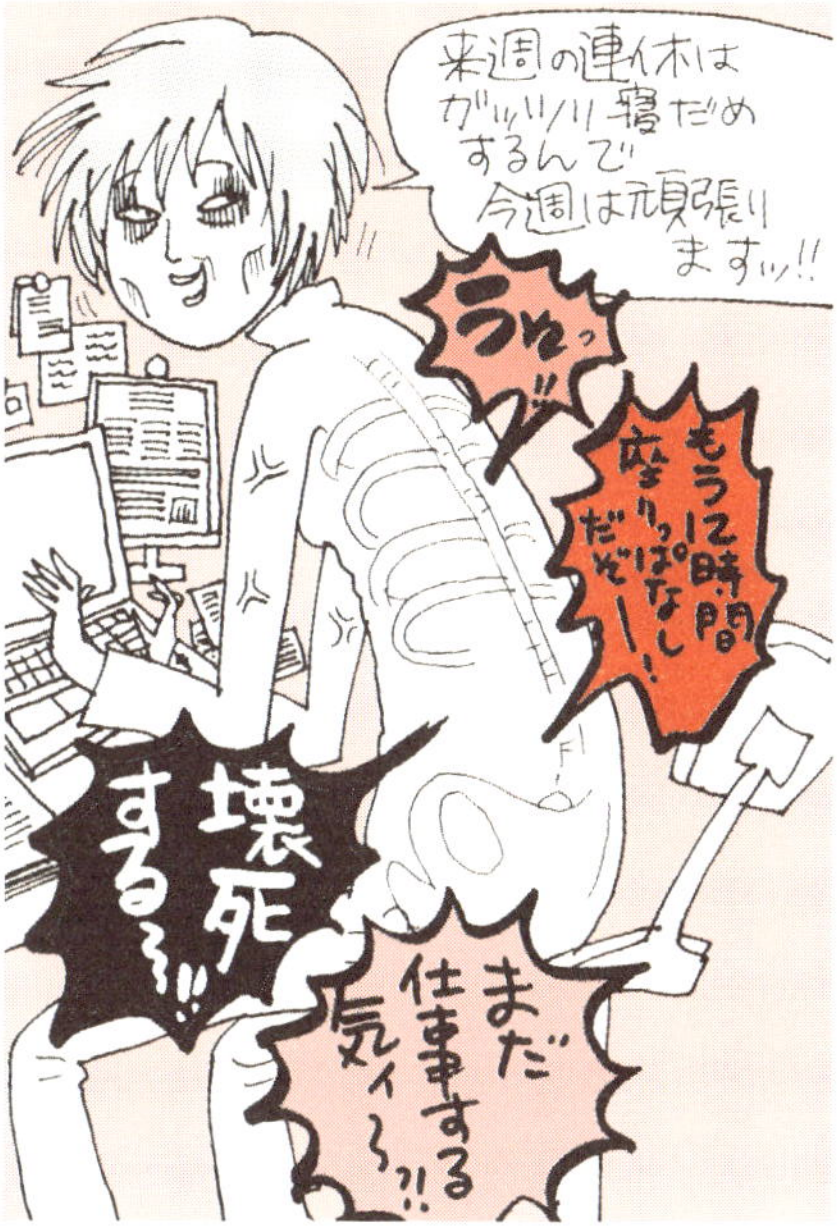
来週の連休は
ガッツリ寝だめ
するんで
今週は頑張り
ますッ!!
うぇっ ゔ!!
もう12時間
座りっぱなし
だぞー!!
壊死
する~!!
まだ
仕事する
気ィ~?!

骨が！筋肉が！筋たちが！悲鳴上げてます……

健康

疲れしらずはサインを逃す

基本的には体力も精神力も強く、安定しています。疲れていても寝だめすれば大丈夫、なんて思っているフシもあります。ただし､疲れは目に見えないところで､カラダにどんどん蓄積されているのです。自分では熟睡したつもりでも、悪夢にうなされたり、スッキリ起きられなかったり……。この積み重ねはやがてカラダに悪影響を及ぼします。高血圧や糖尿病などの生活習慣病が起こりやすいのは、このタイプなのです。

鼻が片方だけ詰まる人は、股関節からはじまった全身のゆがみが原因です。おそらく股関節の高さや開き具合に左右差があり、それが元で片方だけ鼻詰まりが起こるのです。

生理痛や生理不順がひどい人も多いのではないでしょうか。股関節が外に開いているために、子宮周辺のリンパ管や血管にねじれが生じているからです。

自分では大丈夫、と思っていても、カラダは悲鳴をあげているかもしれません。過信は禁物。

股関節ぱっくりオバハンタイプはこんな人!!

性格

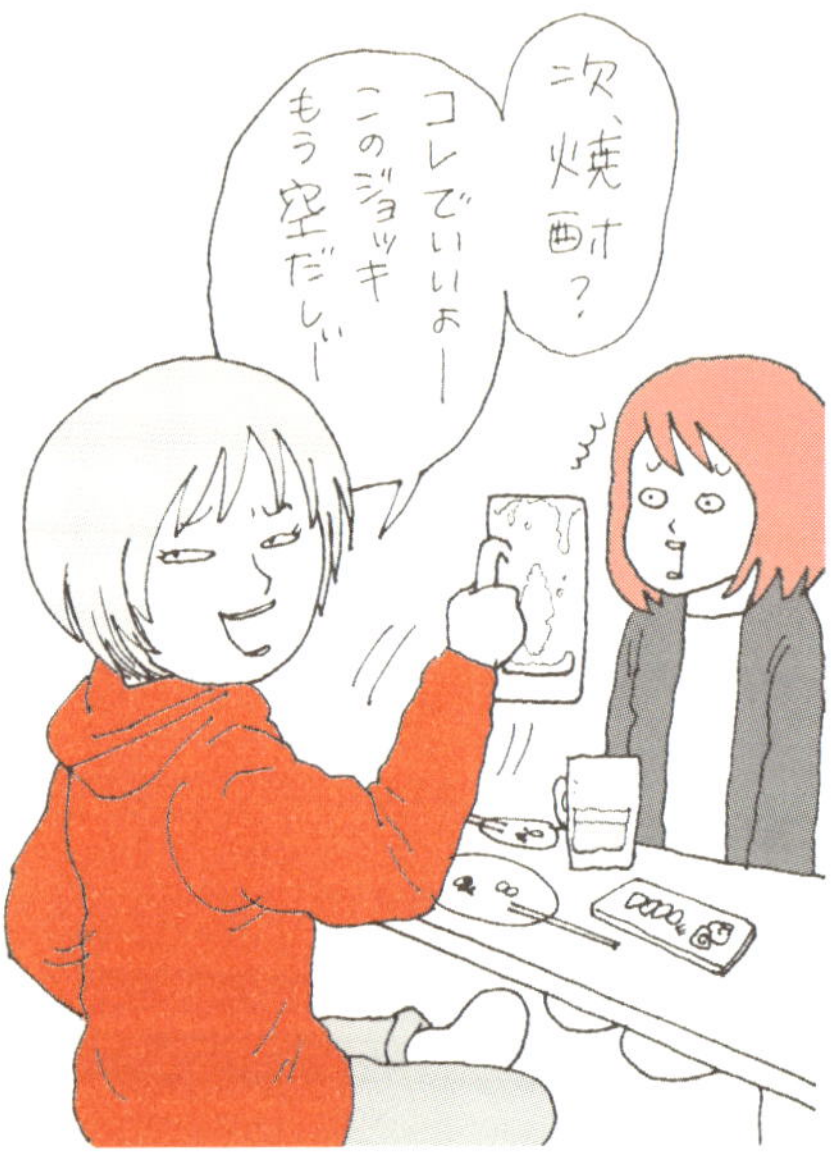
次、焼酎？
コレでいいよー
このジョッキ
もう空だしー

意外と好かれる!? 楽天的人間

穏やかだけど おおざっぱ

体型が流線型で、全体的に脂肪がのり、丸みを帯びる傾向にある人は、小さなことにこだわらず、人当たりもソフト。性格は穏やかで、周囲に敵を作るようなことはないでしょう。仕事もきちんとこなし、働き者と評価も高いはず。世話焼きでやさしい、母親のような存在なので、まわりから慕われる人です。細かいことに神経を使わなくてすむため、無駄なエネルギー消費がありません。その分、心も体も丸くなるのです。

ただ、少しおおざっぱなところがありませんか？　よくいえば「楽天的」な性格ですが、悪くいえば「ノーテンキ」。同じタイプの人とは意気投合しますが、細かくて神経質な人からは「いいかげん」と敬遠されることもあるでしょう。

噂好きというミーハーな一面もあるはず。あなたが予想もしないところで軽く見られてしまう可能性もあります。自分では「どちらかといえば硬派で慎重なタイプ」と思っていても、周囲は「明るいけど軟派で芯がないタイプ」ととらえているかもしれません。

股関節ぱっくりオバハンタイプはこんな人!!

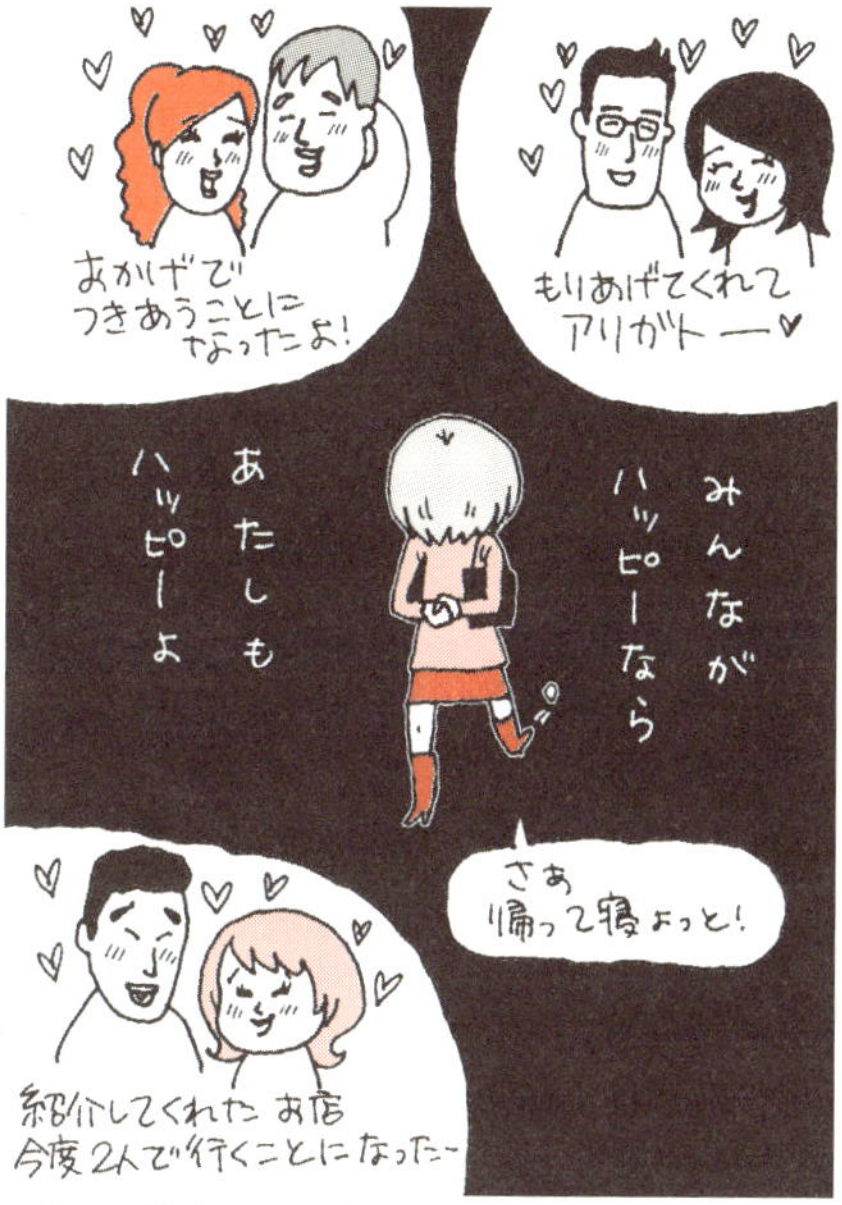
おかげで
つきあうことに
なったよ！
もりあげてくれて
アリガトー
みんながハッピーなら
あたしもハッピーよ
さあ
帰って寝よっと！
紹介してくれた お店
今度2人で行くことになったー
万年お見合いオバサンにならぬように！

恋愛

世話好きでも恋にはオクテ

人のことばかり気を遣って、自分の恋愛がうまくいかないことも多いのでは？　恋愛相談にばかりのっていないで、自分の恋愛を先に進める努力をしてみましょう。パーティーや合コンに誘われても、人の縁結びに躍起になって、気づいたら自分はひとりぼっち……なんてことも。

年齢を重ねるとともに太りやすい傾向があるこのタイプは、自分は恋愛対象から外れていると思い込みがち。こんな体型だから、と恋愛に対しても開き直るクセがあります。股関節も、女性の品格も、開き直ってしまうと、オバサン化する一方。

もともとはグラマーで女らしいカラダつきなのだから、ほんのちょっと気合いを入れれば、モテ街道を走れるはず。「下半身デブだから」と卑下しないこと。脚を隠すためにパンツばかりはいていると、脚が開いていることを意識しにくくなり、余計に股関節ぱっくりに……。ボディコンシャスのスカートにトライしたり、ときにはヒールで挑戦的なスタイルを楽しんでみましょう。

股関節ぱっくりオバハンタイプの気をつけたい十か条

タイトスカートでオンナ度UP

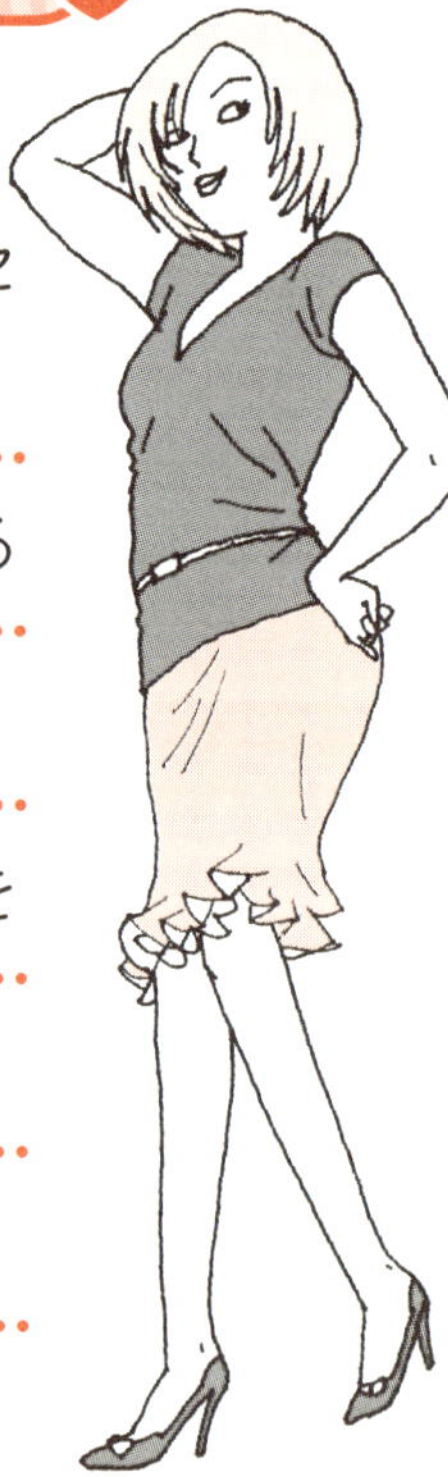

●電車やバスで座るとき、ヒザを閉じるクセをつける

●顔や髪型と同様、股関節への意識を高める

●全身鏡で毎日自分のカラダをチェック

●良質な睡眠の確保。時間ではなく満足感を

●寝だめをしない

●体力を過信せず、疲れたら休む

●まだまだイケてると自信をもつ

●すぐにあきらめず、粘ってみる

●糖分や塩分、脂肪分のとりすぎに注意

やせキレイになれる！
ゆる〜り　股関節ビューティ・ダイエット

アンケートのお願い

◎この本をどこでお知りになりましたか？

1. 新聞で［　　　　　　　新聞名］　2. 雑誌で［　　　　　　　雑誌名］
3. 書店でみかけて　4. 書店のポップで［　　　　　　　書店名］
5. 人にすすめられて［家族／友人／職場／その他（　　　　　　）］
6. その他［　　　　　　　　　　　　　　　　］

◎ご購入の動機をお教えください

1. 著者のファン　2. タイトルに惹かれて　3. 新聞・雑誌をみて
4. 装丁をみて　5. 帯をみて　6. 表紙のイラストをみて
7. 作品のテーマに興味があったから
8. その他［　　　　　　　　　　　　　　　　］

◎どこに一番興味をひかれましたか？

1. 1章　2. 2章　3. 3章　4. 4章
5. その他［　　　　　　　　　　　　　　　　］

◎ご意見・ご感想をご自由にお書きください

あなたのご意見・ご感想を広告等で掲示させていただく場合がございます。あらかじめご了承ください。

ありがとうございました！

POST CARD

料金受取人払郵便

神田支店承認

850

差出有効期間
平成22年10月
10日まで

101-8791

510

〈受取人〉

東京都千代田区神田神保町
1丁目32

亜紀書房　行

年齢[　　] 性別[　　] ご職業[　　]

未婚/既婚　お名前[　　]

お住まい[　　]

Bエリアにチェックが多くついた人は…

外向きガニ股オトコ脚タイプ

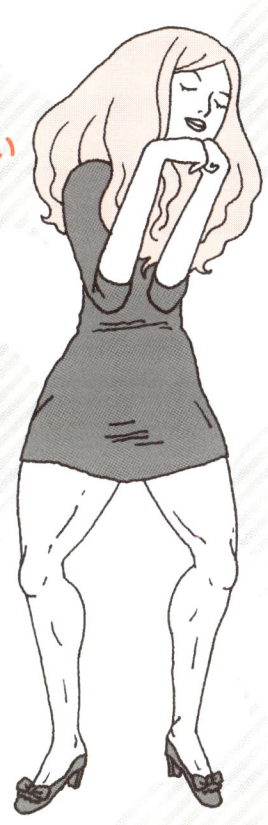

ストレスでドカ食いしやすい

意外と打たれ弱い

脚が疲れやすい

両ヒザをつけようとしてもつかない

歩幅が大きく、歩くのが速い

外向きガニ股オトコ脚タイプはこんな人!!

外見

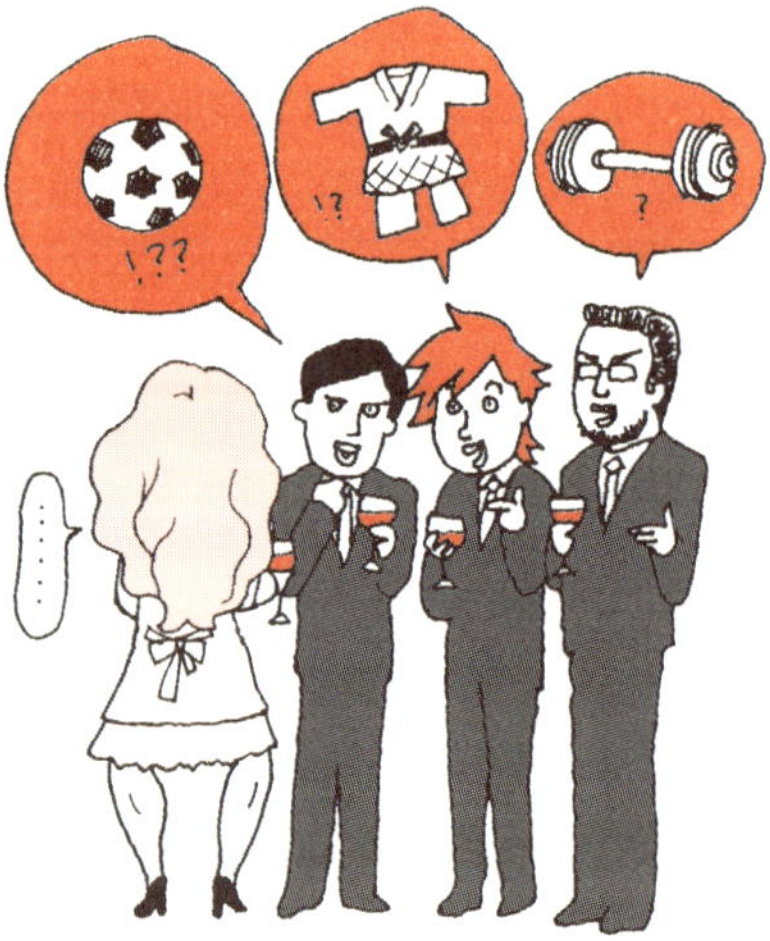

なぜにゴツいスポーツばかり
聞かれるのか……（哀）

華奢な上半身にマッチョな脚

「スポーツは何をしていたの？」と聞かれることが多いのでは？その目線はアナタのたくましい脚に注がれています。股関節が開いて、脚が外側に向いているため、太く立派な脚に見えるからです。これは筋肉が偏ってついてしまう「筋肉の偏在」が起こっているからです。本来の太さに加えて、太ももの外側やふくらはぎの外側に、余計な筋肉がついてしまっているのです。

靴のかかとの外側が減っているのがその証拠。また、左右の脚のバランスも悪いため、スカートがずれたり、泥はねしたり、ということが起こるのです。

華奢な上半身というのは、下半身が発達してしまった結果です。股関節が締まって、骨盤のずれが治れば、全身スリムになれるはず。「オトコみたいな脚」「ししゃも脚」などのうれしくない称号も払拭できます。

外向きガニ股オトコ脚タイプはこんな人!!

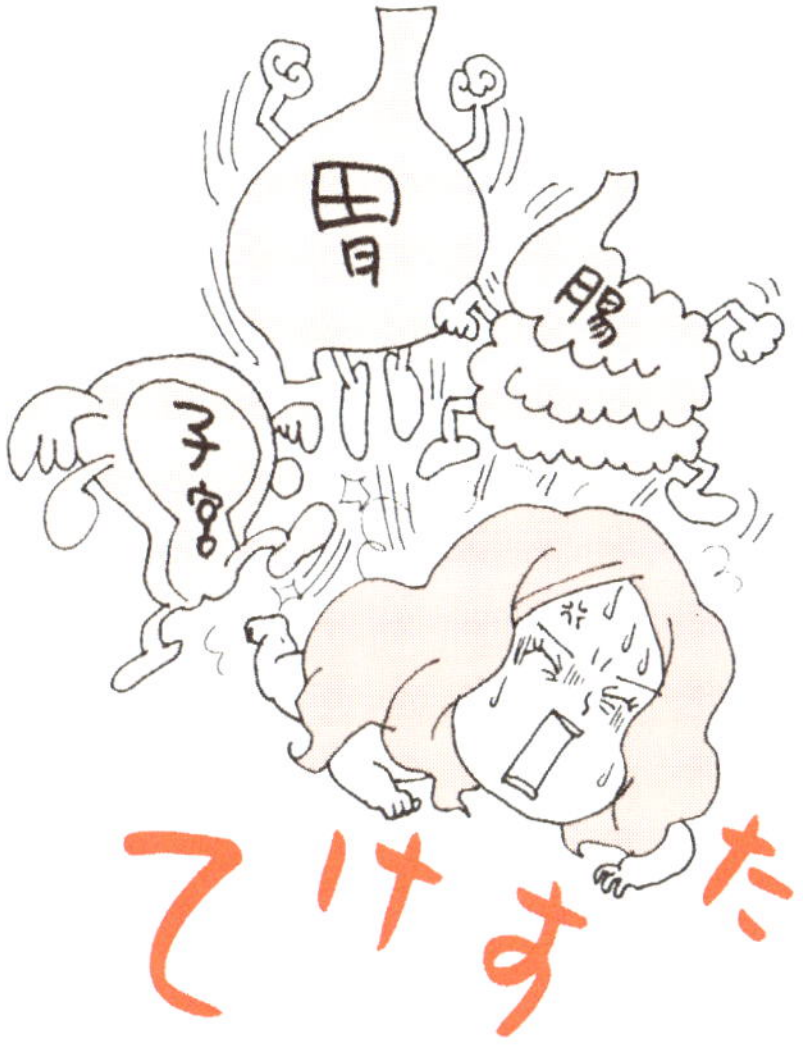

胃腸や子宮、意外と大事です

健康

内臓や子宮にトラブル

外向きガニ股オトコ脚タイプの人は、胃や腸、子宮にトラブルを抱えがちです。

特に、右肩が上がっている人は、女性ホルモンのバランスが崩れやすく、生理不順など、婦人科系の不調が多いのでは？

脚を組むとき、いつも同じ脚を上にして組んでいる可能性も。カラダの悪いクセが内臓に影響を及ぼしやすいタイプなのです。

また、胃痛が激しかったり、便秘がちな人は、原因が股関節にあると思ってください。できるだけ早めに悪いクセを解消しておかないと、トラブルや不調は本格的な病気へと進んでしまいます。

太くたくましい脚は百害あって一利ナシ。下手に流行のヨガやピラティスをはじめる前に、股関節の改善をこころがけましょう。

外向きガニ股オトコ脚タイプはこんな人!!

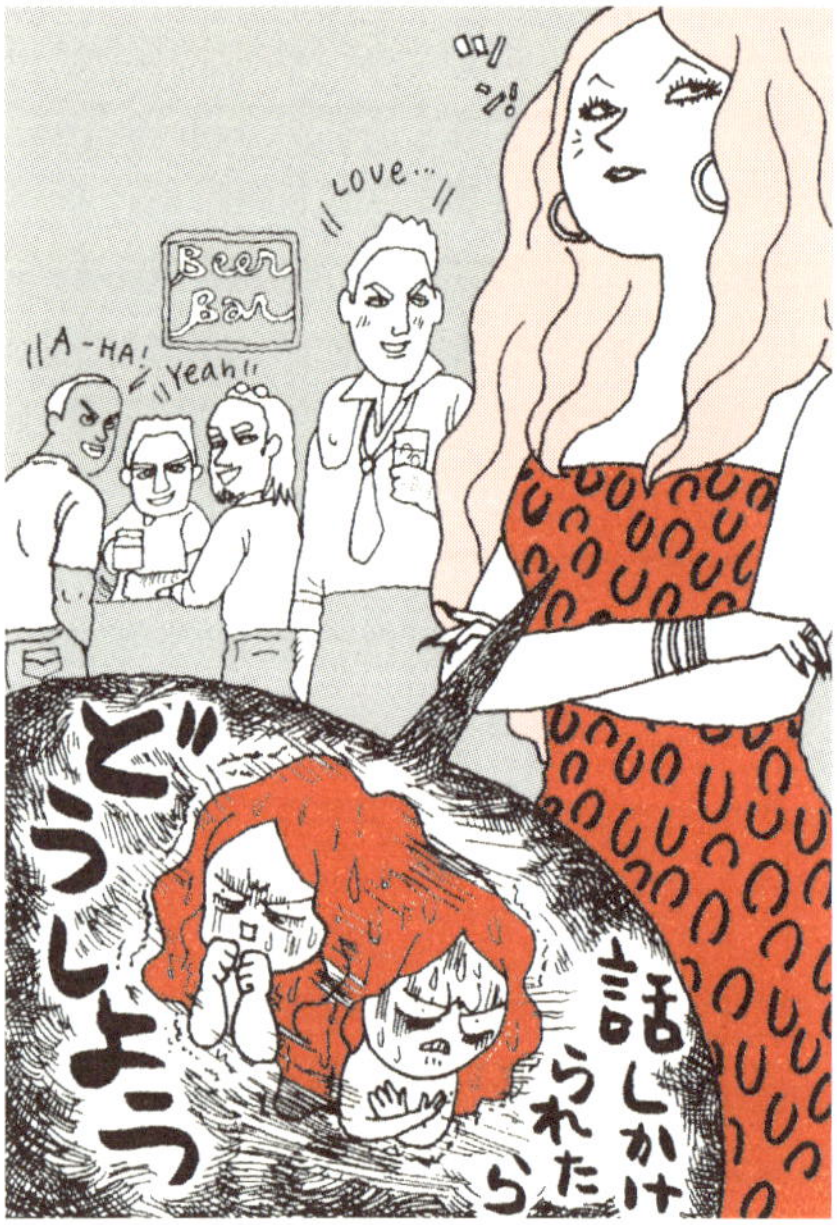

ここまで来たら、貫き通せ、女豹のように!?

性格

豪快に見えて実は小心者

マイペースで実直な性格のため、姉御肌に思われることが多いのでは？　人に頼りにされる一面があります。期待されるとつい応えてしまう正直者のアナタ。でも、実際には打たれ弱く、挫折するとなかなか立ち直れないのでは？小動物のような小心さを隠しているだけなのかもしれません。

友達とつるんで出かけるのも嫌いではありませんが、本当はひとりで行動するのが好きで、ひとりぼっちが寂しいとは思わない傾向があるはず。むしろひとりのほうが、本来の弱い自分を素直に受け止められるので、気持ちがラクで、妙に落ち着いたり……。

左右どちらかの肩が上がっている人が多いのは、実は自分を大きく見せたいという心の現れ。それが骨格のアンバランスを呼び、ひ弱な内臓のもとになっているのかも……。股関節理論でいえば、ストレスに弱い性格は骨格のゆがみが要因なのです。

メイクもファッションもアグレッシブですが、それがヨロイとなっている間は気が休まらないはず。

外向きガニ股オトコ脚タイプはこんな人!!

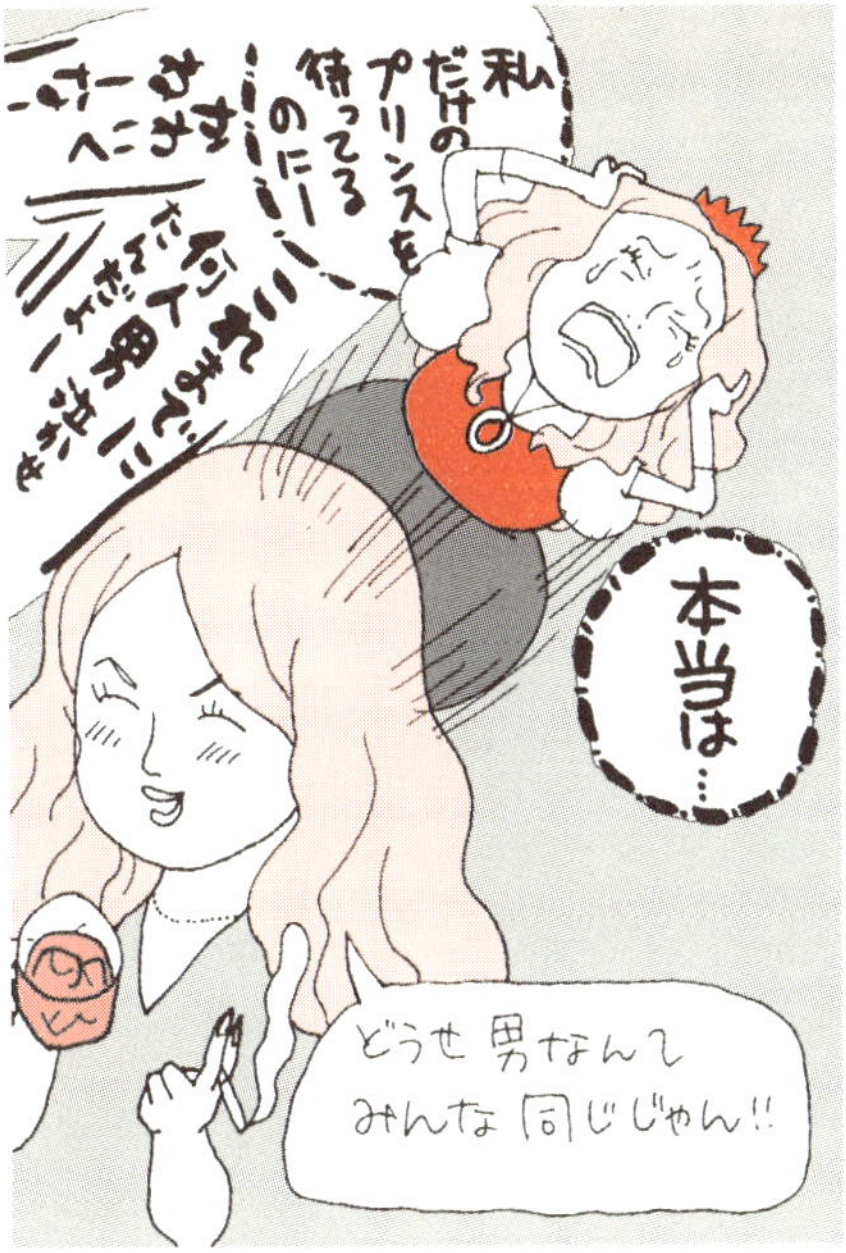

白雪姫のごとき無垢なココロの持ち主!?

恋愛

白馬の王子を待つ他力本願型

本当は乙女なワタシを見抜いてくれる男性がいつか現れるに違いない……そんな他力本願的な恋愛を夢見ていませんか？　でも、白馬に乗った王子様はそう簡単には現れません。

合コンや友達の紹介で会った男性に対しても、多くを語らず、「言葉にしなくても気づいてよ」とちょっぴり傲慢な態度をとったりしていませんか？　独り身が長いと、「あーあ、最近いいオトコがいないよね」と愚痴モードに突入。そんなモードになるのは、骨格がゆがんでいるせいもあります。呼吸が浅くなり、充分な酸素を全身にめぐらすことができず、イライラしがちだったり、落ち込みやすかったり、精神的にも大きな影響を与えます。それが恋愛に対しても斜に構えがちにさせるのです。

まずは自分の心を開くこと。股関節は開きっぱなしなのに、心を閉ざしていては恋もはじまりません。お洒落で女性らしいファッションを好むアナタに、サインを送っている男性はたくさんいるはずです。もう一度周囲を見渡してみては？

外向きガニ股オトコ脚タイプの気をつけたい十か条

すっぴん・ジャージで息抜きを

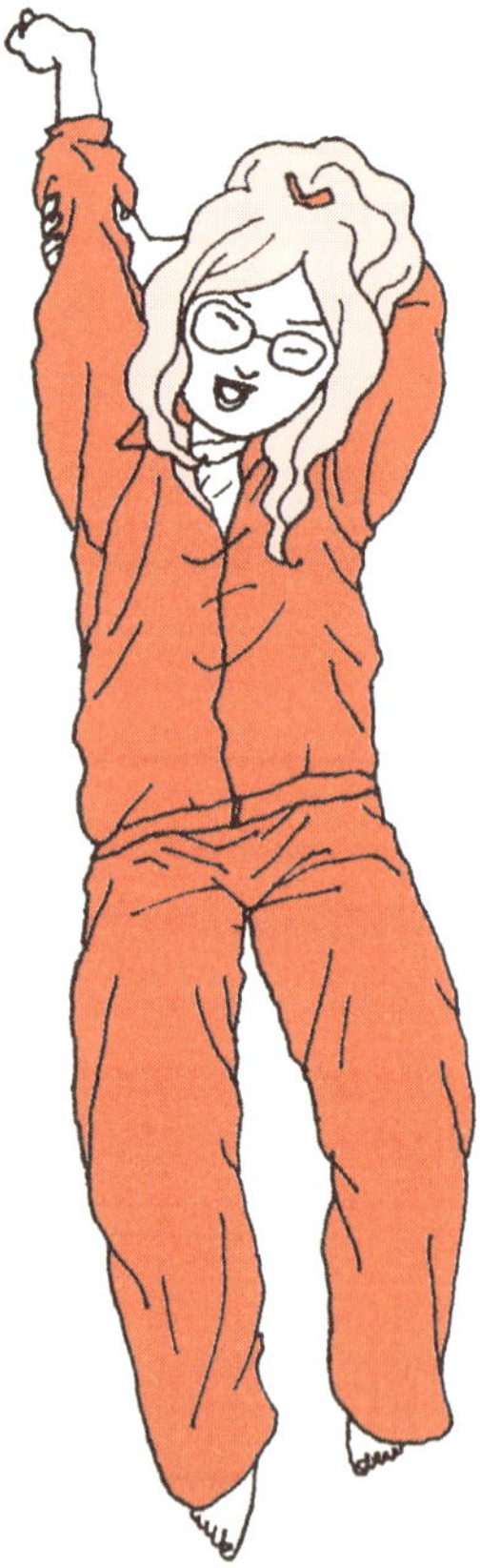

- 脚を組むなら、左右均等に
- 上半身が本来の細さであると自覚して
- 常に自分のカラダの左右バランスを意識する
- 立ち姿・歩き姿をチェックする
- 無駄に食事節制をしない
- 流行の筋トレには手を出さない
- 過食・ドカ食いはやめる
- 強がらず、素直に弱みを見せる
- まめに婦人科で検診を受ける

Cエリアにチェックが多くついた人は…

ハミ肉垂れ乳プチメタボタイプ

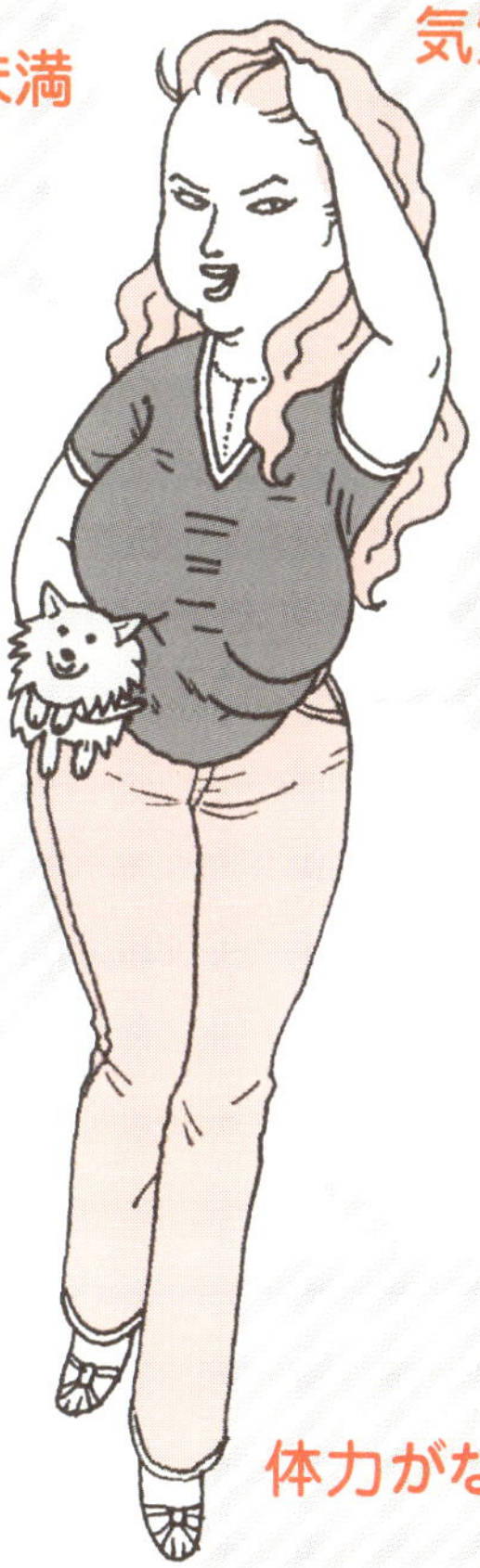
自己中心的な女王様気質がある
小太り以上、デブ未満の微妙な体型
おなかまわりに脂肪が多い
乳首の位置が低く、全体に胸が垂れている
体力がなく、疲れやすい

ハミ肉垂れ乳プチメタボタイプはこんな人!!

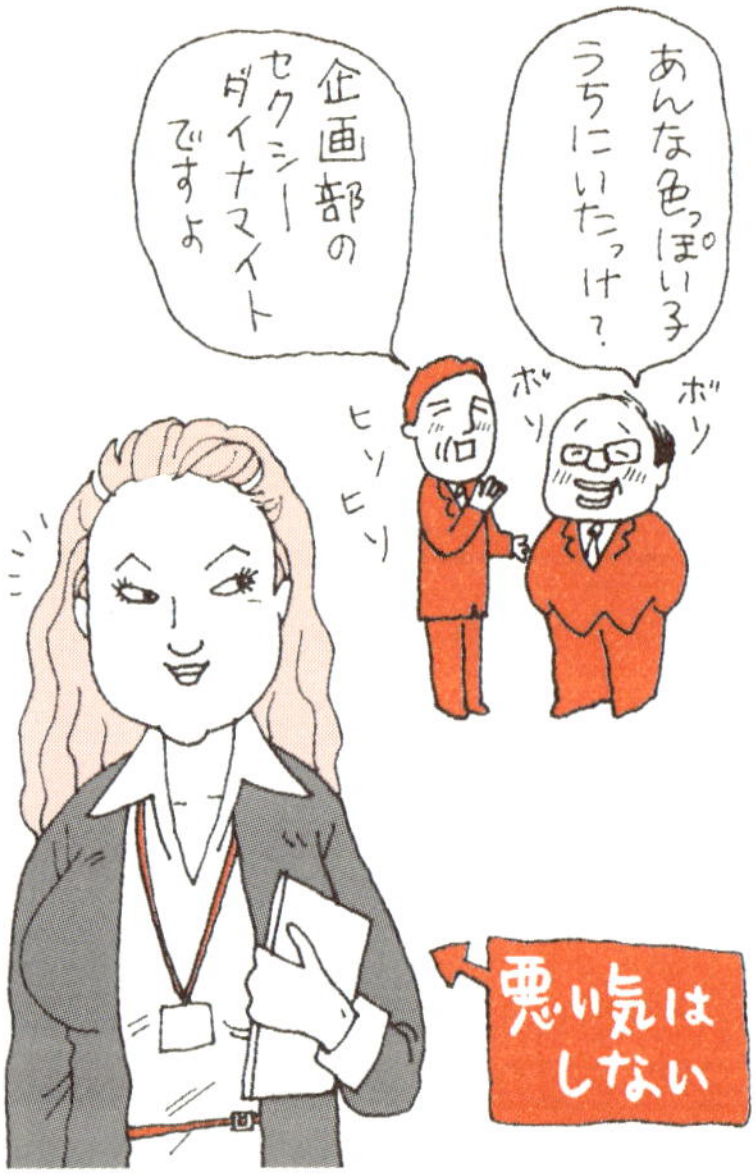
あんな色っぽい子
うちにいたっけ?
ボソ
ボソ
企画部の
セクシー
ダイナマイト
ですよ
ヒソ
ヒソ
悪い気は
しない
いわゆる「オトコ好きのするカラダ」ですね、はい

外見

脂肪に包まれた柔和な印象

もともとの体型はあまりメリハリがないタイプです。ところが、脂肪がカラダを守ろうとしてあちこちにつき、なんとなく色っぽいカラダつきを作り上げているのです。これも主犯は開いた股関節。股関節が開いていることでカラダ全体の基礎代謝を下げてしまい、脂肪を燃焼させにくいカラダになっているのです。

やせ型の人でも妙になまめかしく脂肪がついているため、「脱ぐとスゴイ」といわれたりします。でもこれは典型的な基礎代謝の悪いカラダ。冷え性で便秘がち、生理痛や生理不順もあって、活力も体力も弱〜い虚弱体質になってしまっているのです。

皮下脂肪が多い分、柔和で優しい印象ですが、実は見掛け倒しのセクシーボディであることを自戒しなければいけません。本来あるべきところになく、ないはずのところに脂肪がついて、緩んだカラダになっているからです。

ハミ肉垂れ乳プチメタボタイプはこんな人!!

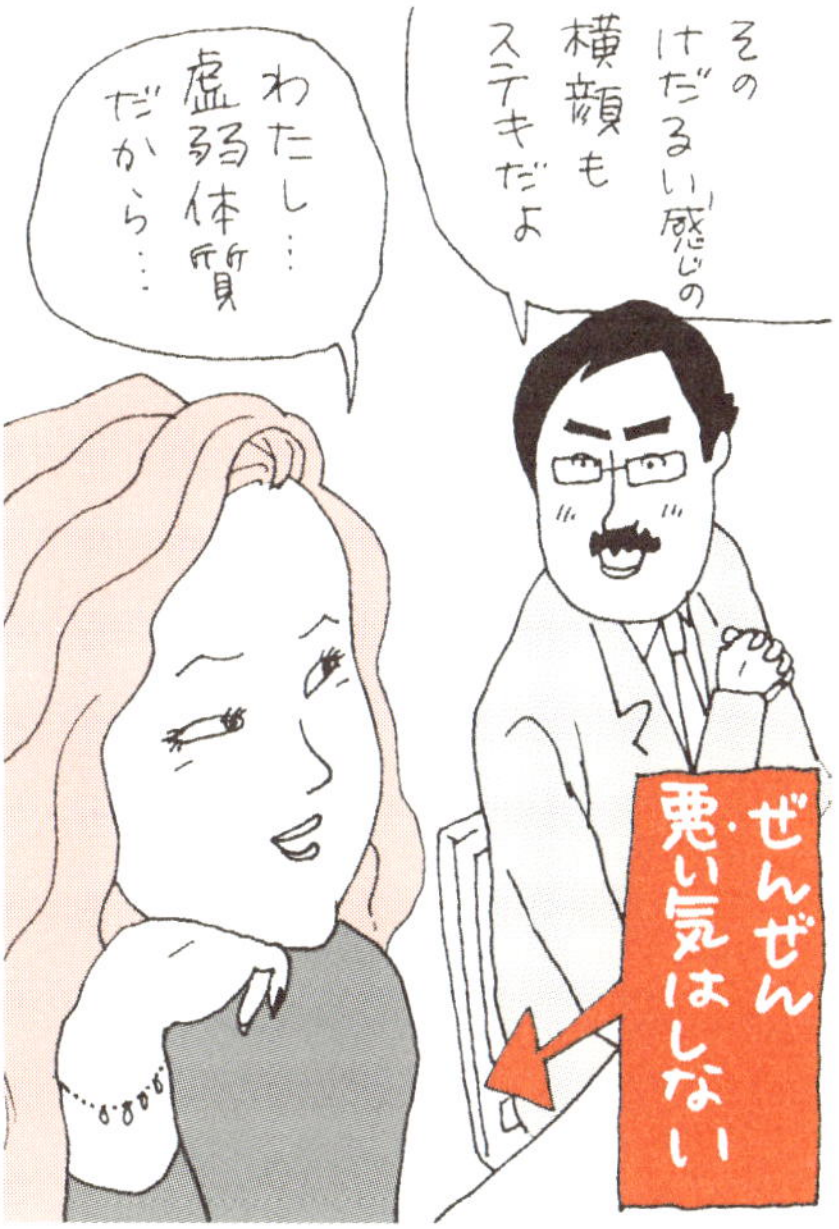
そのけだるい感じの横顔もステキだよ
わたし…虚弱体質だから…
ぜんぜん悪い気はしない
プチ不調すらオヤジ受けしてしまう体質……

健康

プチ不調のオンパレード

体力のなさが「けだるさ」や「アンニュイな印象」をもたらしますが、これはカラダにとっては大問題。今、アナタが抱えているプチ不調はいくつあるでしょうか？生理痛、生理不順、便秘、頭痛、肩こり、倦怠感、肌荒れに冷え、むくみ……。すべては股関節からはじまっていることを肝に銘じてください。

プチ不調は東洋医学的にいえば、いわゆる「未《み》病《びょう》」。健康ではないけれど、病気に限りなく近い状態なのです。放置しておけば、いずれ必ず大きなダメージとなってアナタのカラダを襲います。子宮や卵巣の病気など、婦人科系に特に注意する必要があります。

「あたし、体力ないからぁ～」とけだるくいっているうちは、その醜い脂肪もたるみも解消されません。本当に必要なのは、股関節からはじめる体質改善です。サプリメントや化粧品、エステなどに頼っていても、根本の問題は解決しないのです。

ハミ肉垂れ乳プチメタボタイプはこんな人!!

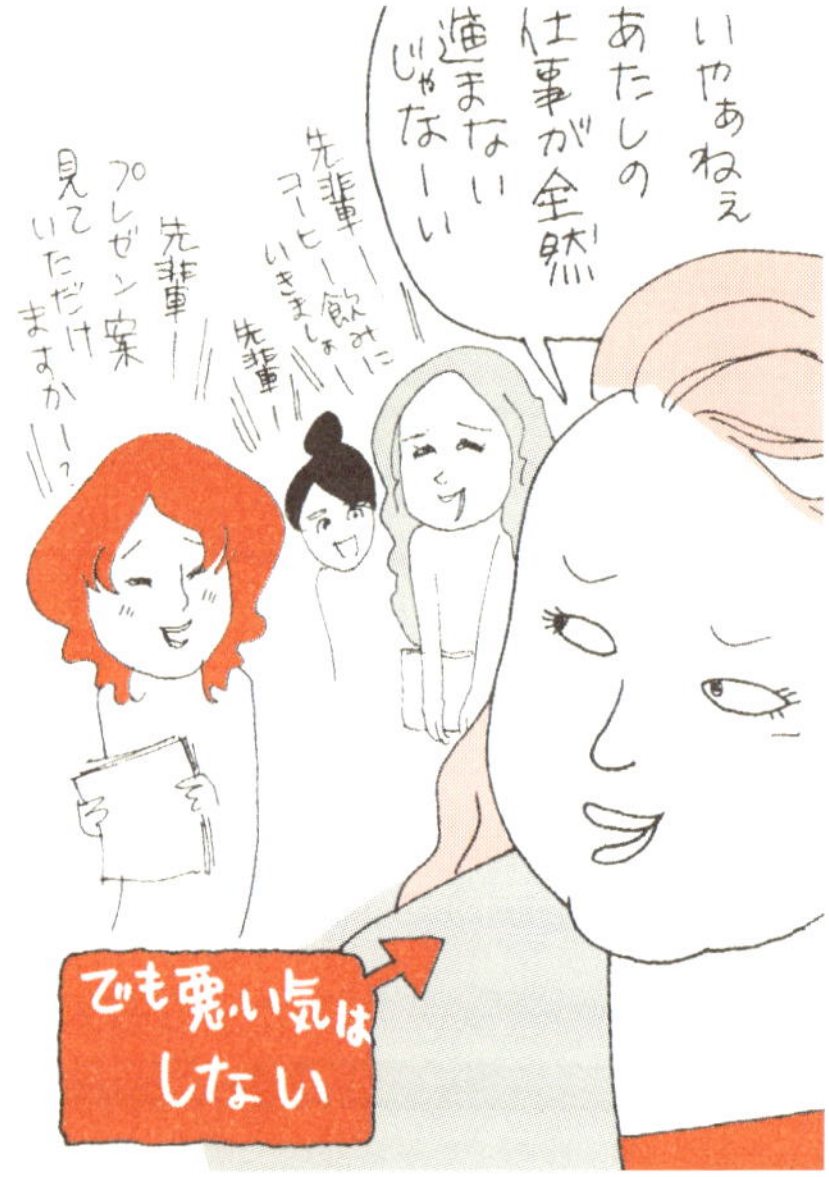
いやぁねぇ
あたしの
仕事が全然
進まない
じゃなーーい
先輩ー
コーヒー飲みに
いきましょー
先輩ー
先輩ー
プレゼン案
見ていただけますかー!?
でも悪い気はしない

頼られて伸びるタイプ!?

性格

自己中心的で意外とだまされやすい

物事の本質を見抜くセンスがあり、女性特有の思慮深さがあって、女友達でつるんでいるときはリーダー格になる資質をもっているこのタイプ。ところが、どこか一本気なところもあり、女王様気質も見え隠れするため、好き嫌いも激しいほうなのでは？

カラダが左右どちらかにねじれているため、精神状態が泌尿器系や生殖器系に影響しやすいのがこのタイプ。結果、女性ホルモンやストレスを抑えるホルモンにも影響が及び、感情の波が不安定になりやすいといえます。

最新のダイエットを流行としていち早く取り入れるアンテナをもっています。ただ、自分の思い通りにいかないと、すぐにさじをなげてしまう、飽きっぽいところもあるのでは？　ダイエットに成功しないのはそんな理由もありそうです。

センスの高さで男性も女性も魅了するため、周囲には常に人がいるけれど、意外とだまされやすいところがあり、思わぬ罠にハマってしまうことも。

ハミ肉垂れ乳プチメタボタイプはこんな人!!

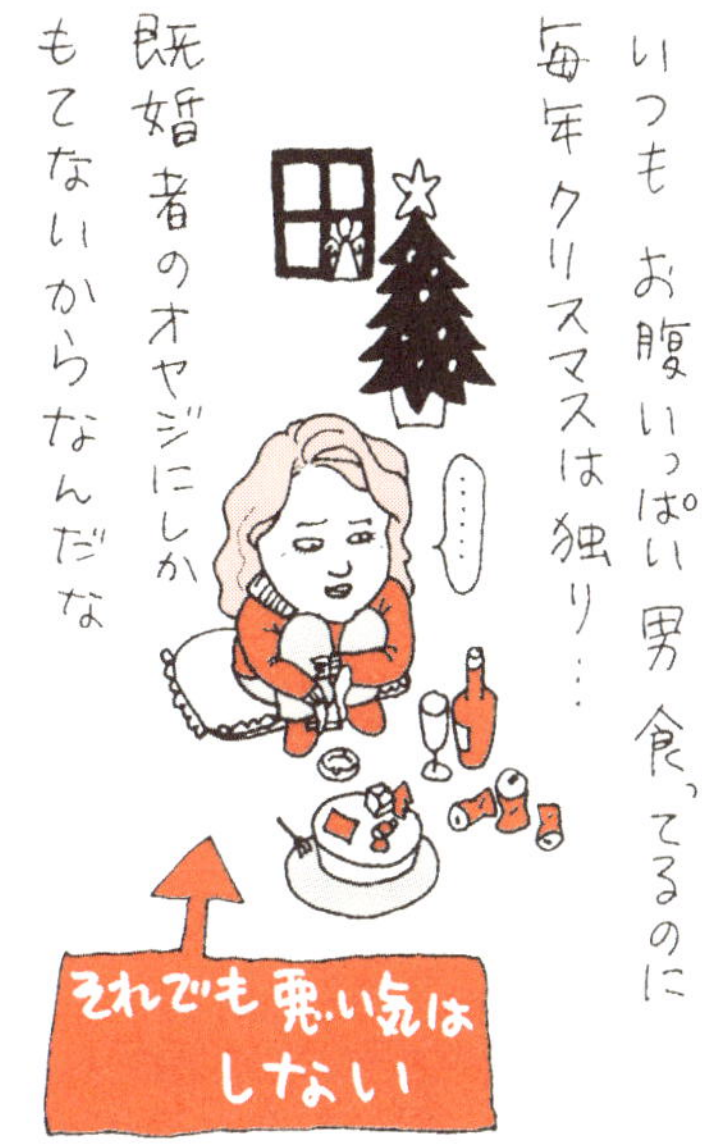
いつも お腹いっぱい男食ってるのに
毎年クリスマスは独り…
……
既婚者のオヤジにしか
もてないからなんだな
それでも悪い気はしない
でもアイジンって気遣わなくていいよねー、が合言葉

恋愛

年上キラーの恋愛上手

わけ隔てなく人と接することができるこのタイプは、かなりモテるはず。会話などで機転が利き、話題も豊富なため、年上からも年下からも好かれます。

アナタのような女性は、オジサンたちの大好物。シングル同士の大恋愛に陥るなら問題はありませんが、なぜか気付くと不倫が多いのではないでしょうか。よくいえば「生涯恋愛体質」、悪くいえば「愛人体質」なのです。

それというのも、女性ホルモンに翻弄されやすい体質にくわえ、体調不良のオンパレードでカラダ本来の感覚が少々鈍っているからです。

そもそも基礎代謝が悪いため、セックスをすると、一気に代謝が上がる場合が多く、翌日の肌の調子がよくなったりします。「恋をしているオンナは違うわね」とカンチガイしてしまい、本来の恋愛対象の男性ではない相手に依存してしまう傾向も。この傾向は無責任な遊び人の男性にうまく利用されがちなので、相手を見極めることが大切です。

ハミ肉垂れ乳プチメタボタイプの気をつけたい十か条

シャワーですませず湯船につかる

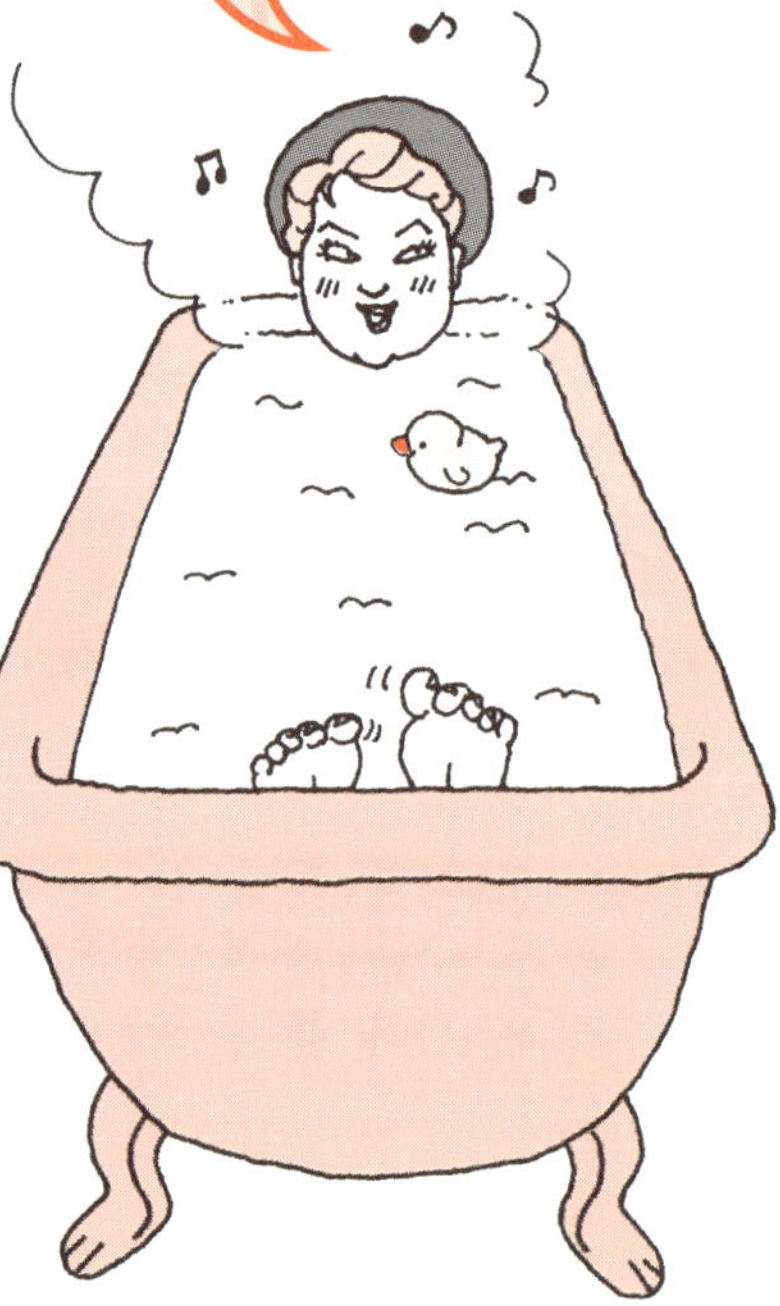

- 運動しなくてもストレッチだけは続ける
- できるだけ歩くようにする
- ショウガや唐辛子で代謝UP
- ○○だけダイエットなどは禁物
- 夜型から朝型生活へシフト
- 飲酒・喫煙はほどほどに
- サプリに頼らず食事をとる
- ブラジャーはカラダに合ったものを
- 彼氏選びは慎重に

Dエリアにチェックが多くついた人は…

大顔鼻ペチャ顔タイプ

えらが張って顔が
大きい

鼻は低めか、
どっしりして
いる

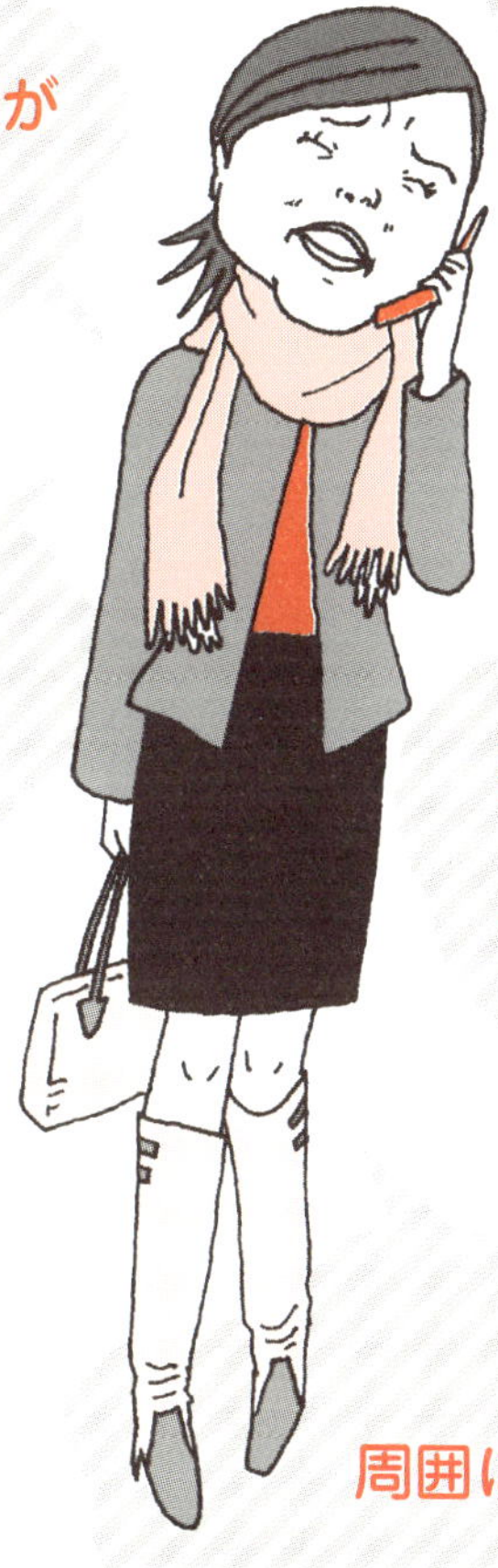

口角が下がり、
常に不満顔

真面目な性格でス
トレスをためこみ
やすい

周囲に気を遣いすぎる

大顔鼻ペチャ顔タイプはこんな人!!

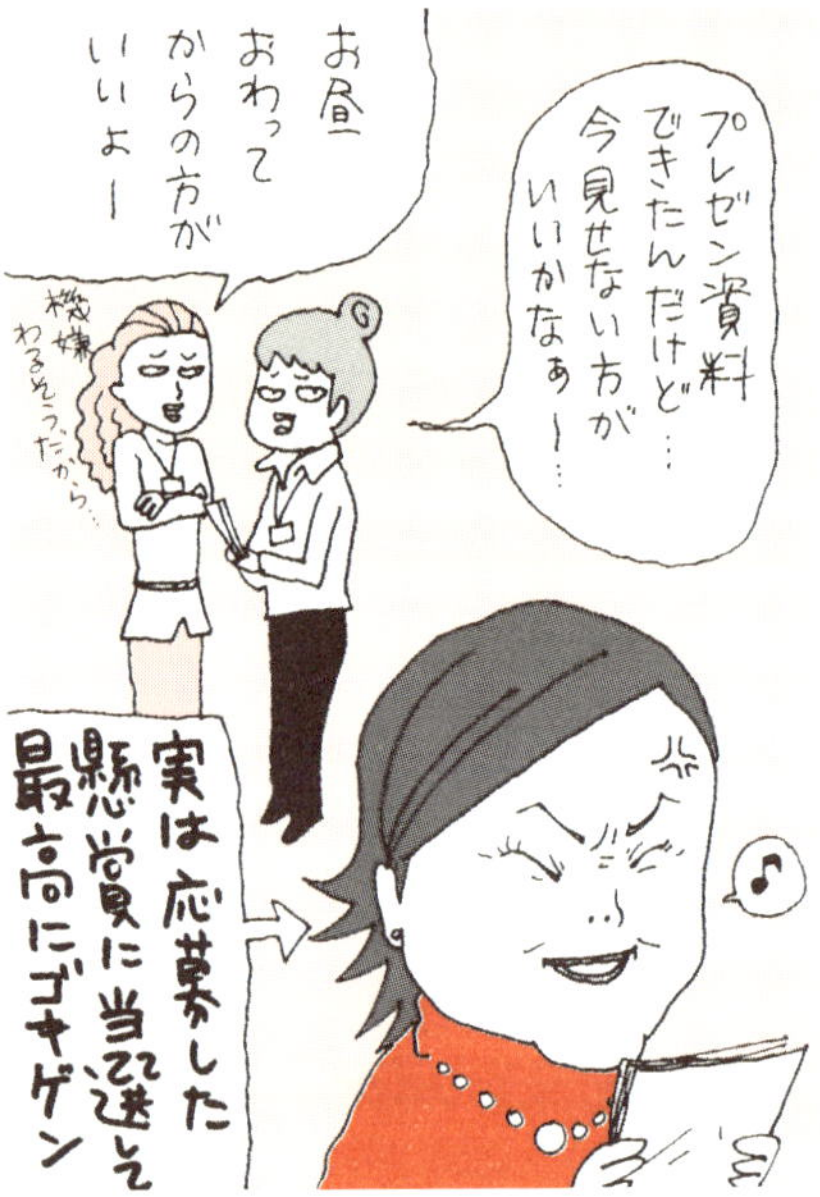
お昼おわってからの方がいいよー
プレゼン資料できたんだけど…今見せない方がいいかなぁ〜…
機嫌わるそうだから…
実は応募した懸賞に当選して最高にゴキゲン
ゴキゲン顔ですら、ブルドッグ系!?

外見

「怒ってる？」とよくいわれる顔

普通にしていても、「なんか怒ってる？」「イヤなことがあったの？」と聞かれてしまうアナタ。これも股関節が原因です。股関節が開いていることで、骨盤が前に突き出し、背骨が曲がってしまいます。すると、背骨の上に乗っている頭蓋骨が前方に落ち込み、血液やリンパが滞って膨らんでしまうため、顔の造作にも悪影響をもたらします。このダメージが顕著なのが大顔鼻ペチャ顔タイプなのです。

自分では上機嫌で浮かれているのに、不機嫌に見られたり、体調や気分が悪い顔に見られてしまいます。また、おでこからまぶたまで頭蓋骨が膨らんでくるために、目も開きにくく、下を向きがちで、人相の悪い顔立ちに。このままでは「私に話しかけるな」オーラを発して、人も運も逃げてしまいます。不満をためていたり、不幸オーラを背負っている人にはあまり近づきたくないですよね？　ハッキリいって、アナタは顔で損をしているのです。

大顔鼻ペチャ顔タイプはこんな人!!

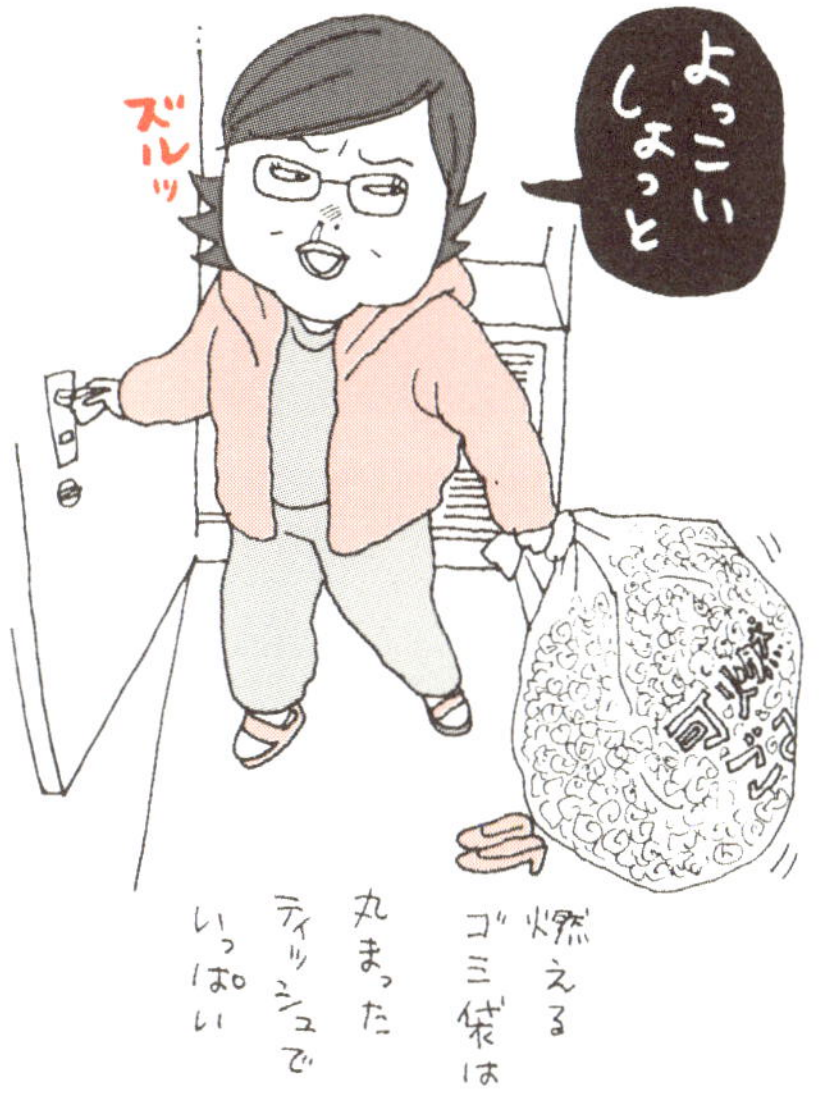
ズルッ
よっこいしょっと
燃えるゴミ袋は丸まったティッシュでいっぱい

鼻炎がちのアナタは、まず股関節をチェック＆ケア！

健康

慢性の病気に悩まされがち

鼻炎などのアレルギー、頭痛や眼精疲労などの慢性的な症状に悩まされていませんか？

また、噛み合わせが悪いと、顔の造作がどんどん左右非対称になってしまいます。目や鼻、歯は全身の機能に影響を及ぼすため、健康のためにはもっとも気を遣うべきところなのです。

悪影響のもとが頭蓋骨にあり、その大もとをたどると実は股関節にあるというのは驚きかもしれません。大顔鼻ペチャ顔タイプの人は、その悪循環が顕著なのに、まったく気づかないままで過ごしてしまうことが多いのです。

遺伝だから、親がこの顔だから、とあきらめることはありません。美容整形手術をしなくても、股関節を改善すれば、いくらでも顔は変わります。美人は股関節から作られるといっても過言ではありません！　自信をもって、股関節改善に取り組みましょう。

大顔鼻ペチャ顔タイプはこんな人!!

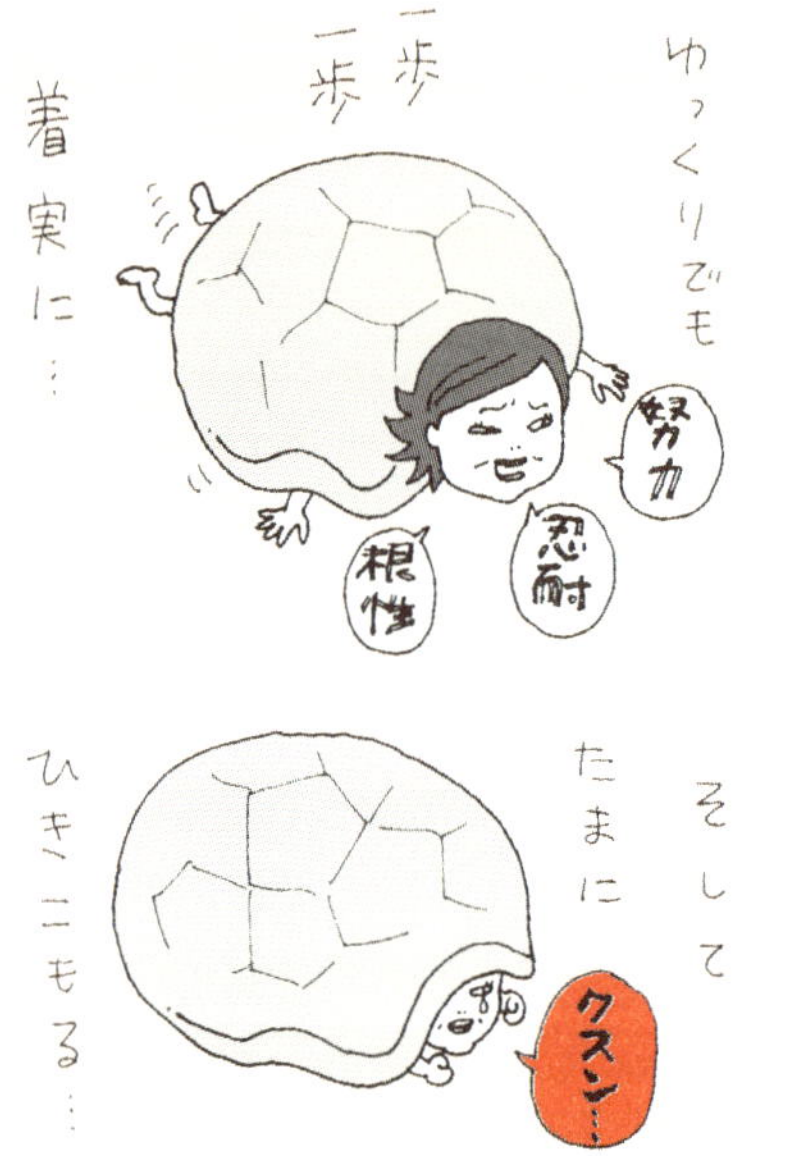

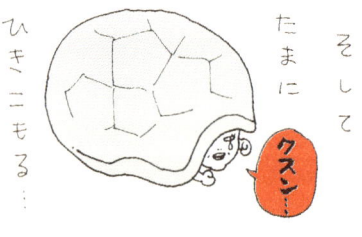

そんなアナタだからこそ信頼されるのです

性格

忍耐強く スローテンポ

根は真面目で、周囲に気を遣い、忍耐強くて優しい性格。どちらかといえばスローテンポで、石橋を叩いて渡るような人ではないでしょうか。カラダを動かす前に頭でいろいろと考えてしまい、他の人より遅れることもしばしば。人が好きで関わっていたいという気持ちは強いものの、慎重なために、人付き合いが苦手な人も多いのでは？

股関節を起点に背骨がゆがんで、カラダ前面に重心がかかるため、顔も常に下向きに。内向的な性格やネガティブな考え方は、この姿勢から生まれてくるものでしょう。

周囲からは冷静沈着な人との評価も高いアナタですが、ゆっくり物事を考えるため、家に帰ってひとりになったときに、負の感情が沸き起こり、興奮したり落ち込んだりしませんか？　他人にはわからないところでストレスを抱え込むクセがあり、引きこもりやうつになりやすいといえます。

大顔鼻ペチャ顔タイプはこんな人!!

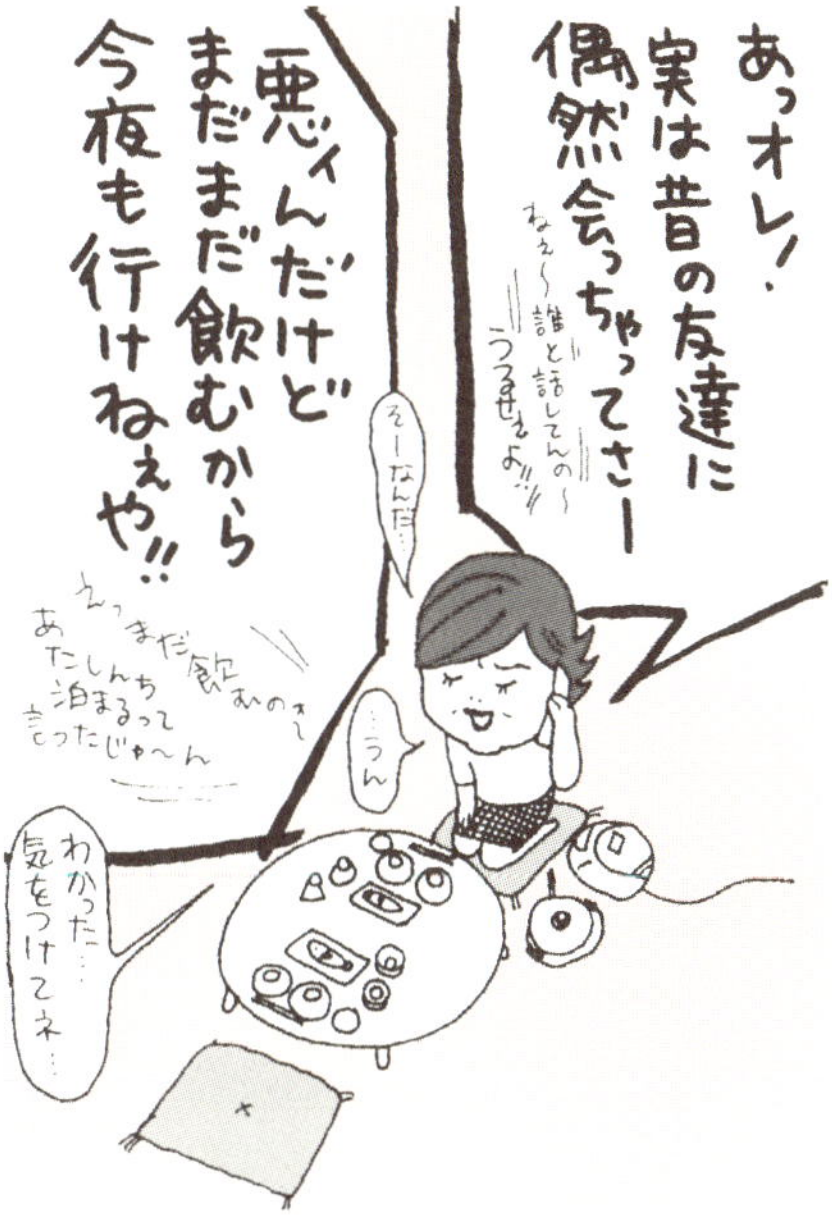

待つオンナは幸せから遠ざかる!?

恋愛

自己表現が下手でダメンズ好き

恋愛にも慎重でオクテなアナタは、好きになると一途に相手の男性に尽くしまくるタイプでは？コンプレックスが強く、自分の感情や気持ちをうまく表現できないことが多いでしょう。恋愛はなかなか先へ進みませんが、好きになったら一直線。５年でも 10 年でも同じ人を思い続ける忍耐力がある人です。

ダメなオトコにほだされやすいのも特徴。内緒で借金を作ったり、他の女性と浮気したり、うそをつくようなオトコでも、じっと耐えて帰りを待ってしまうのです。期待に応えようとして頑張りすぎたり、気を遣いすぎる性質は、自己評価が低い証拠。股関節が開いていることが顔の造作に影響し、さらにそれがコンプレックスへとつながっているため、受け身で忍耐する恋愛でしか、自己実現できないと思っているフシがあります。

良妻賢母とはまさにアナタのことですが、恋愛はギブアンドテイクであることを学びましょう。そうでないかぎり、幸せな恋愛とはほど遠い状況に置かれてしまいます。

大顔鼻ペチャ顔タイプの気をつけたい十か条

声を出して思いっきり笑う

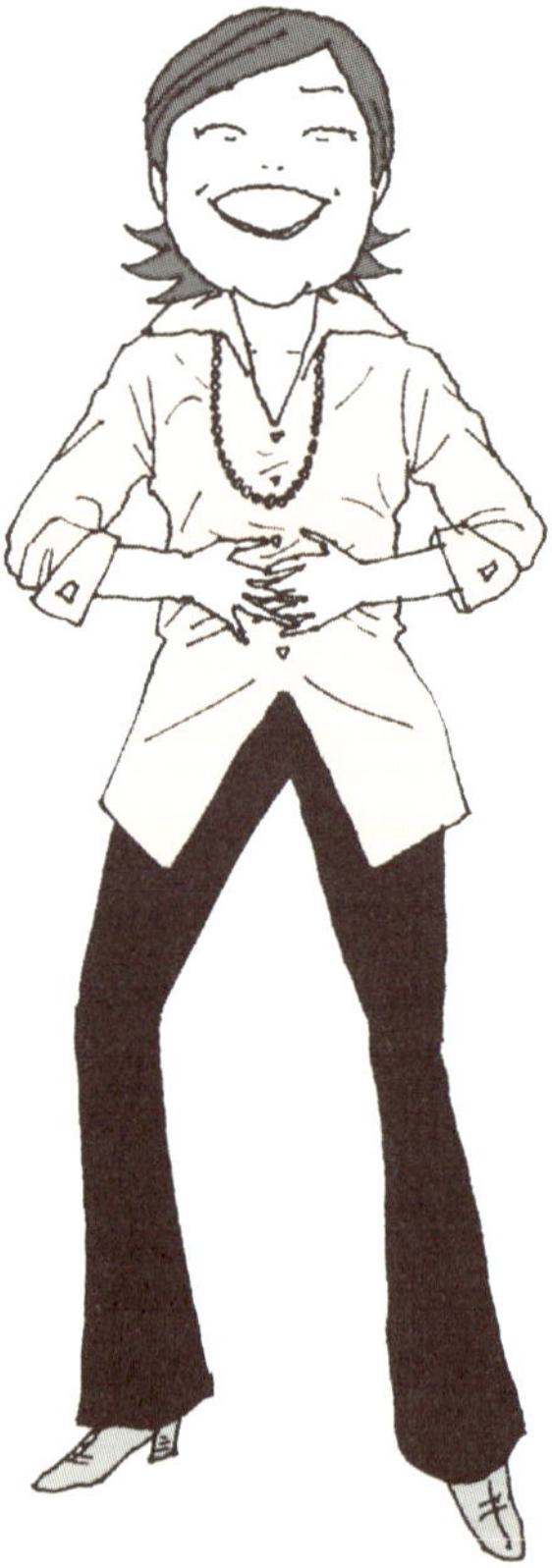

- デスクワークで根をつめない
- 思ったことをその場で口にしてみる
- 表情豊かな顔を心がける
- あごを上げてできるだけ上を向く
- ストレスの発散法を見つける
- 時間があれば鏡で顔をチェック
- ときにはワガママになってみる
- 周囲の顔色をうかがわない
- あまり我慢しない

Eエリアにチェックが多くついた人は…

猫背モリマン貧乏神タイプ

スリムで骨が
しっかりしている

どちらかといえば
筋肉質

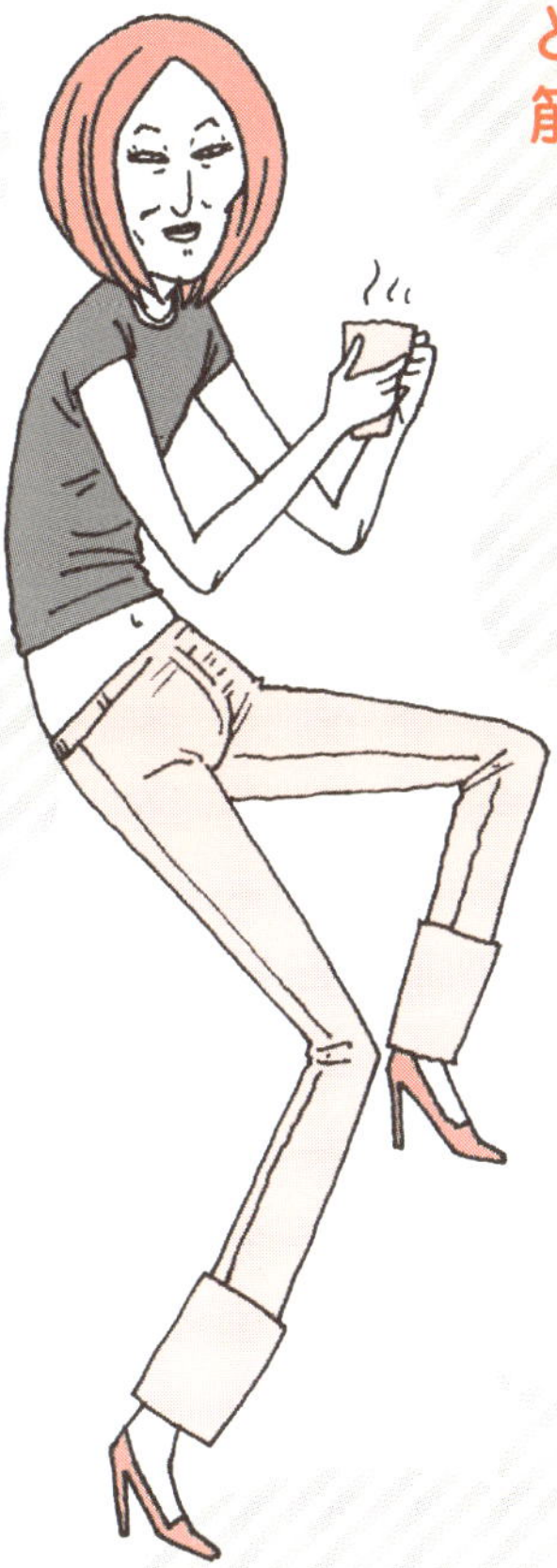

せっかちで短気

エネルギー値は
わりと高い

自分のカラダの疲れに鈍感

猫背モリマン貧乏神タイプはこんな人!!

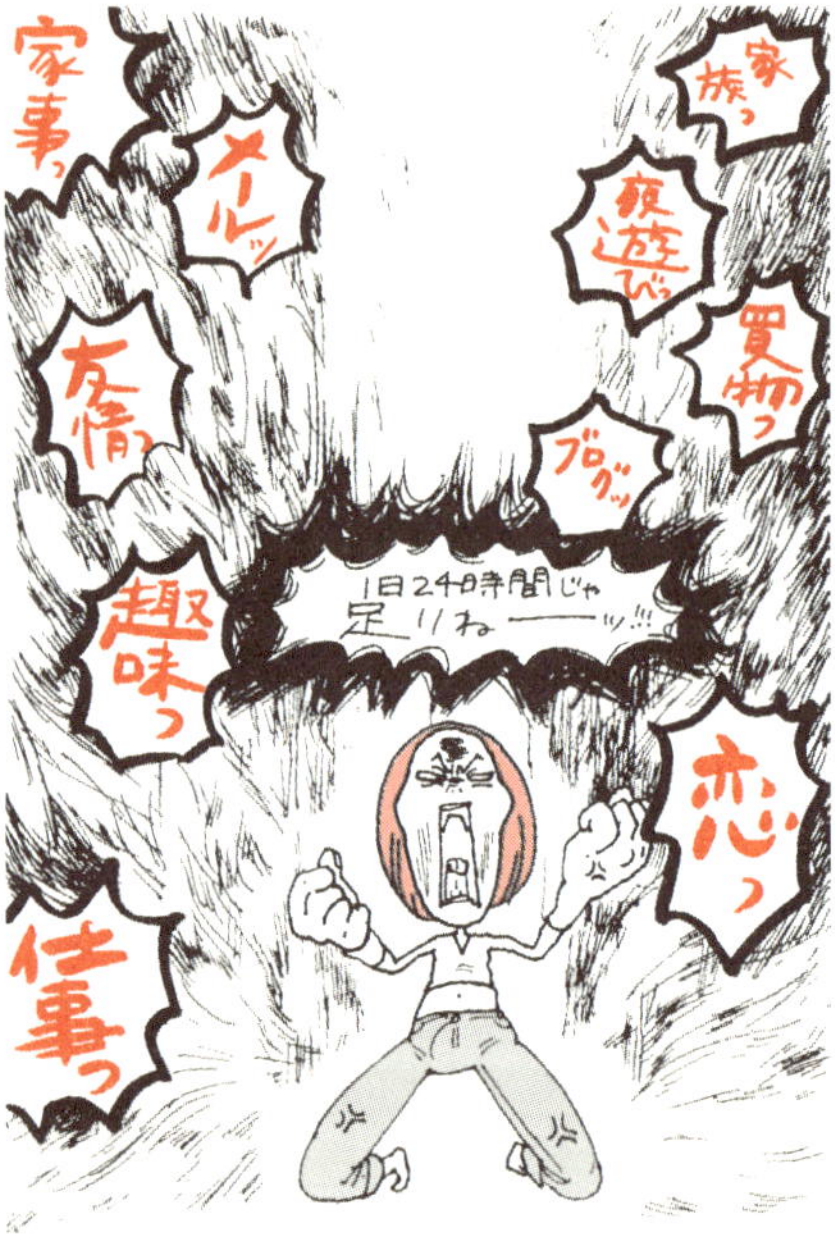
家事っ
メールッ
家族っ
夜遊びっ
買い物っ
友情っ
ブログッ
1日24時間じゃ
足りねーーーッ!!!
趣味っ
恋っ
仕事っ

エネルギーは充満してるのに、疲れて見えるのはナゼ……?

外見

細身のカラダに有り余るエネルギー

ダイエットと無縁のスリムなカラダで、いつも忙しく動き回っている印象のアナタ。気になるのは体重や体脂肪率ではなく、ぽっこりした下腹部や盛り上がって突き出した恥骨(モリマン)ではありませんか? 一見バランスのよいカラダに見えますが、股関節が開き、骨盤が突き出していることで、猫背ぎみ。お金に対してケチではないのに、「なんだか貧乏クサイ」イメージを持たれてしまいます。

体重は減ってないのにやせたねといわれるのは、顔の肉がたるんで下がっている証拠。姿勢が悪いと、「貧乏で貧相」がセットになってついてくるのです。

疲れていないのに「大丈夫?」と心配されたり、おなかがいっぱいなのに「おなか減ってるの?」と想定外の気遣いをされることがあるはずです。

猫背モリマン貧乏神タイプはこんな人!!

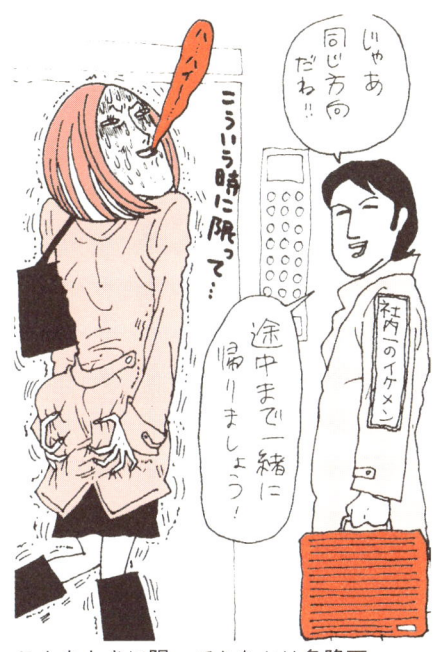

こんなときに限っておなかは急降下……

健康

下半身の血行が悪く、下痢ぎみ

猫背で内臓が圧迫されているため、下半身の血流が悪い状態です。そのため、下半身が常に緊張状態で、上半身はその影響でのぼせやすくなります。

冷え性はもちろんのこと、婦人科系も弱点。生理痛がひどくて、鎮痛剤やカイロが手放せないのでは？

また、便秘ではなく、おなかをくだしやすい体質です。

加えて胸郭が閉じているため、呼吸器系への影響や睡眠障害などが起きている可能性もあります。自分の体力を過信しているところがあるので、つい無理をしてしまいがち。疲れのサインを見逃して、病気になってから気づくことも多いでしょう。

イライラしたり、カッカしたりで、血圧も高くなりやすいのが難点。穏やかに心を落ち着ける趣味を持つなど、ストレスの分散法を見つけるとよいでしょう。

猫背モリマン貧乏神タイプはこんな人!!

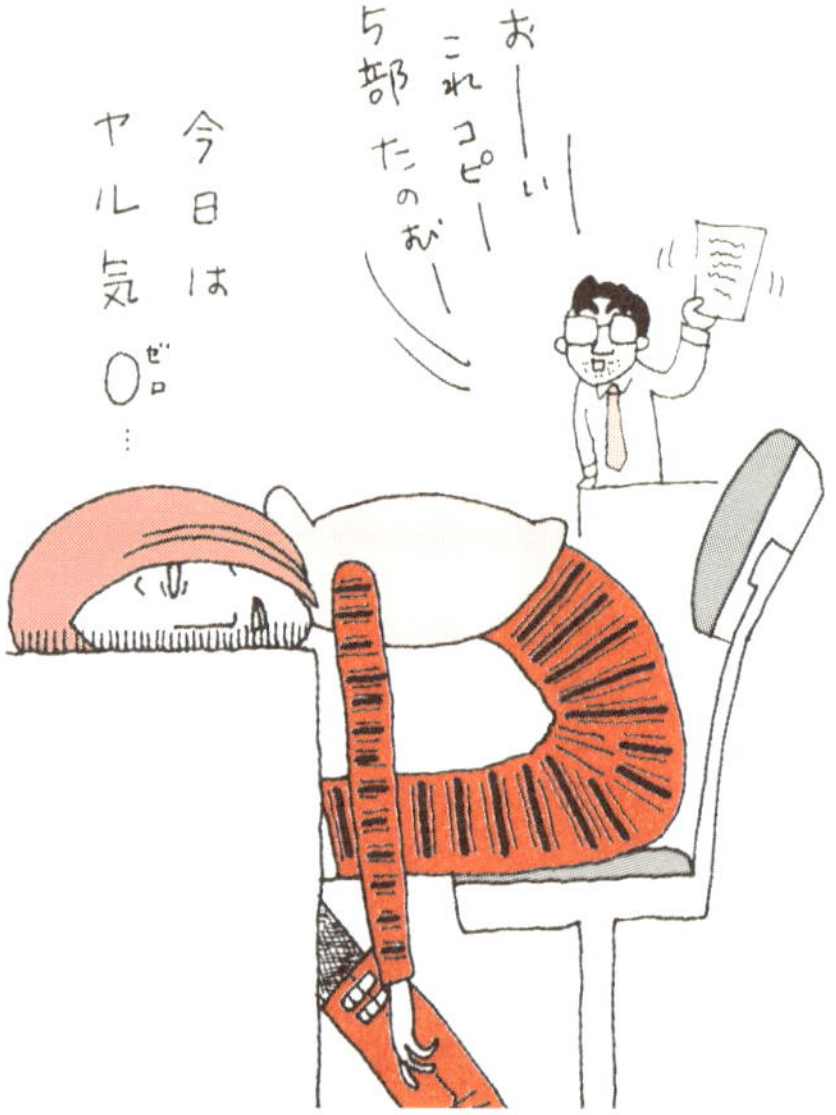
おーい　これコピー　5部たのむー
今日はヤル気0《ゼロ》…
気の乗らないときは、いっつもこんなです……

性格

情熱的で気まぐれなリーダー格

エネルギッシュで、体力も好奇心も人一倍あるのがアナタの特長です。宴会の幹事をまかされたり、まとめ役を依頼されることも多いのでは？　たとえそれが使いっぱしりの雑用係だとしても、それを楽しんでしまう楽観的なところもあるでしょう。

でも、気分にムラがあり、気に入ったことは集中して全力を注ぐものの、気が乗らない物事に対しては適当にこなすところはないでしょうか。情熱的なときもあれば、ヤル気ゼロのときもあり、気まぐれなリーダータイプともいえるアナタ。

というのも、どちらかといえば筋肉質のカラダを持つアナタは体力を過信しがちで、体調の微妙な変化に気づきにくいもの。感情だけで行動してしまう傾向があり、それがアナタの性格に反映されているのです。エネルギー不足なのに、気忙しくパワフルに動き回る様子が周囲からは「頼りがいがある」と勝手に思われてしまうのです。

せっかちで答えを急ぐクセがあり、周囲からは短気な人と思われていることも。トラブルに遭ったときは、一度立ち止まって、冷静に物事を考えるようにしましょう。

猫背モリマン貧乏神タイプはこんな人!!

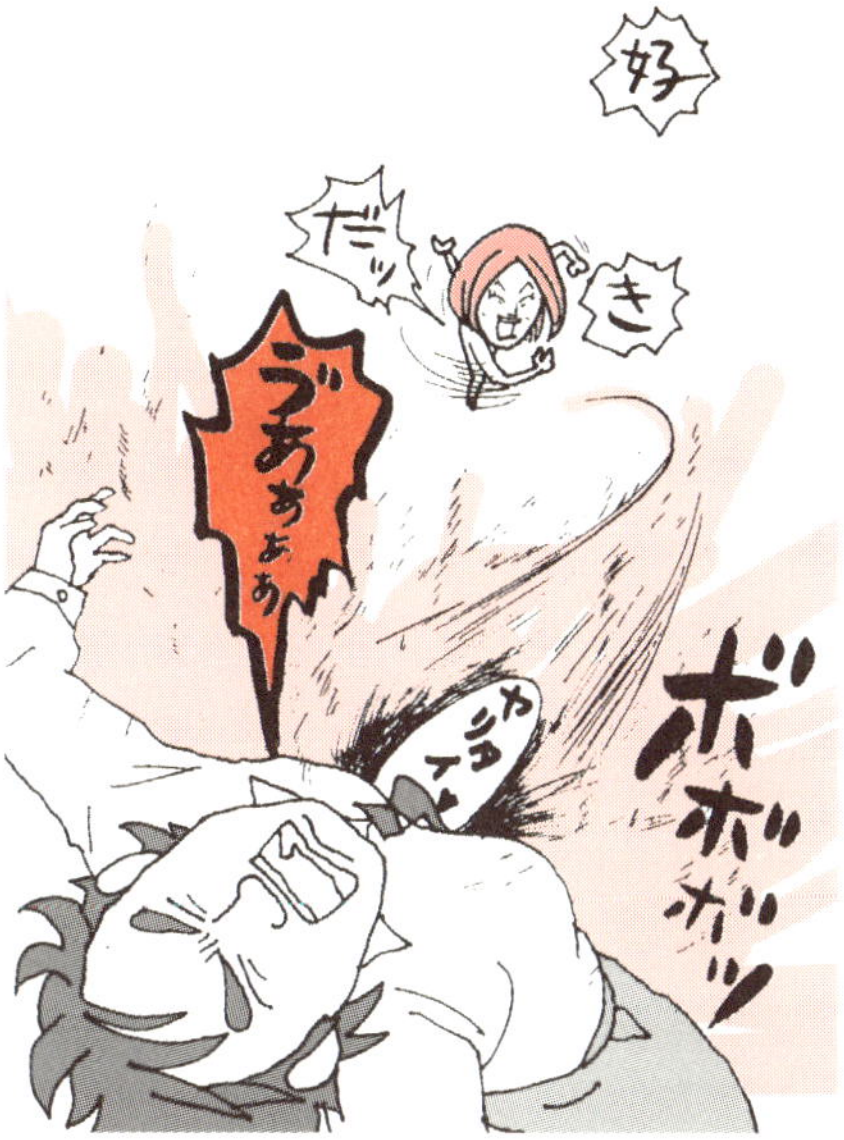

思い立ったら命がけ、飽きたらすぐポイッ

恋愛

好きになったら暴走特急

5つのタイプのなかで、もっとも積極的な恋愛を求めているのがこのタイプでしょう。激しく燃え上がり、相手の懐へ直球を投げ込みます。上昇志向の強さからか、相手にきっちりと条件を求めることも多いはず。情熱的な性格は周囲のオクテな女性たちから羨望の的になることも。

冷え性で呼吸が浅いこのタイプは、ほんのちょっとでも「いいな」と思ったら、動悸が激しくなり、体が熱くなる感覚を覚え、大恋愛したとカンチガイすることがあるのでは？　通常のエネルギー値が高いだけに、エンジンがかかりやすく、フルスロットルに入りやすい体質なのです。感情がカラダの機能を左右しやすいといえるでしょう。

また、激しくアプローチをして男性の心を掴んだかと思うと、他の男性に目移りする悪いクセがあります。「しょうがないじゃん、好きになったんだもの」と平気な顔で言い訳する図々しさも……。

大恋愛の末に失恋をすると、しばらくは立ち直れないほど激しく落ち込むこともあるでしょう。感情の浮き沈みが激しいだけに、周囲の苦労も多そうです。

猫背モリマン貧乏神タイプの気をつけたい十か条

下半身を冷やさない

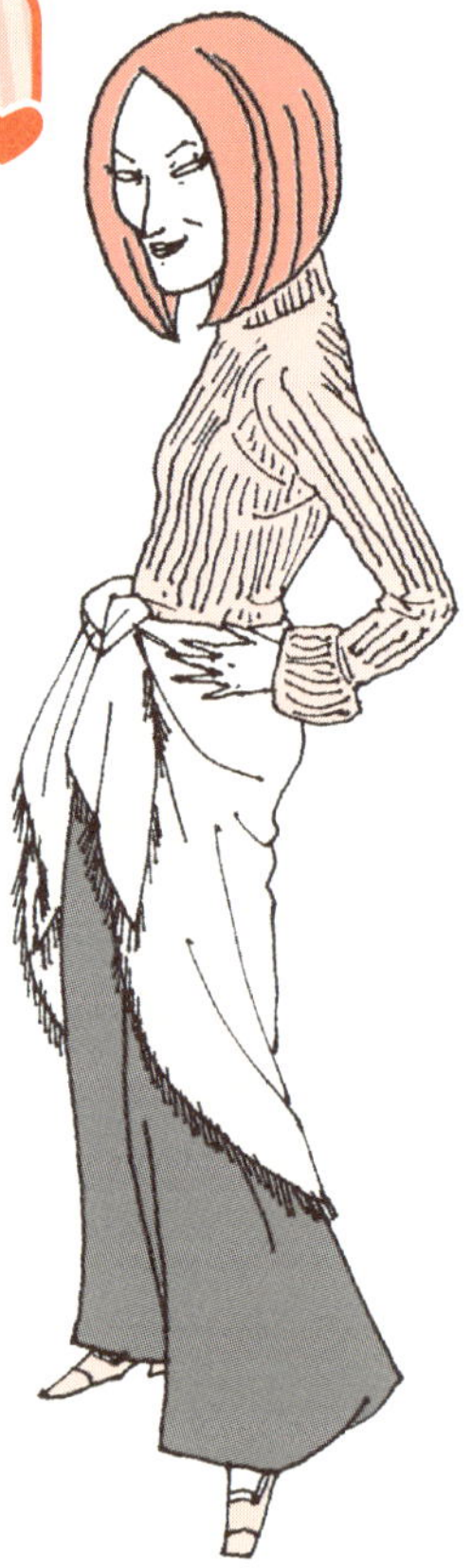

- 足首をよく回してストレッチ
- フットバスやフットマッサージを
- 姿勢が悪いことを常に意識する
- 楽しいからといって暴走しないこと
- 後先を考えて行動する
- 脂っこいモノや冷たいモノをとりすぎない
- リラックスできる時間をつくる
- 平常心を保つ努力を
- 朝晩大きく深呼吸を

メタボ天使 クニちゃんの日常

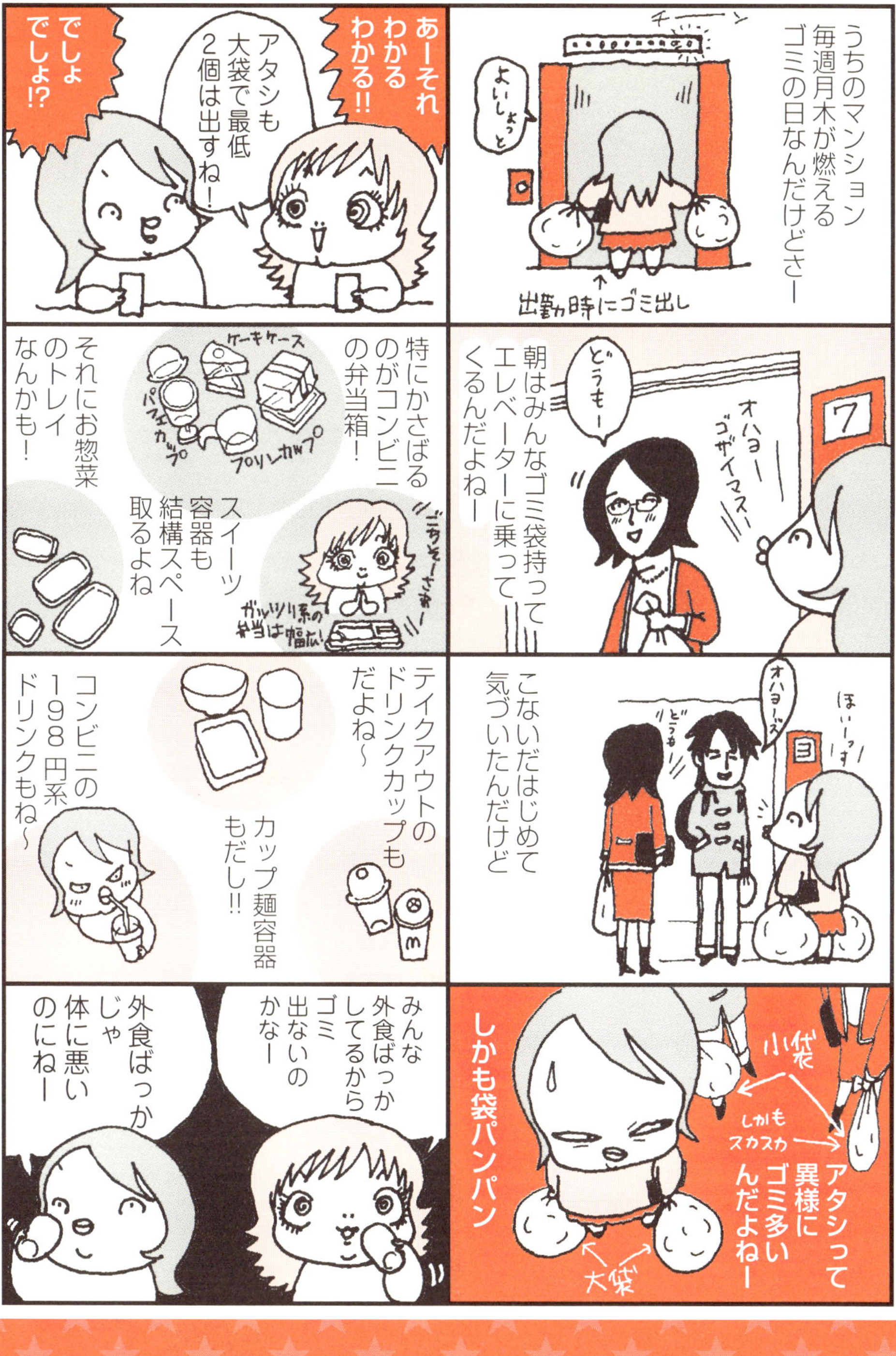
うちのマンション毎週月木が燃えるゴミの日なんだけどさー
チーーン
よいしょっと
出勤時にゴミ出し
朝はみんなゴミ袋持ってエレベーターに乗ってくるんだよねー
どうもー
オハヨーゴザイマスー
7
こないだはじめて気づいたんだけど
ほいーっす
オハヨーゴス
どうもー
8
しかも袋パンパン
アタシって異様にゴミ多いんだよねー
小袋
しかもスカスカ
大袋
あーそれわかるわかる!!
アタシも大袋で最低2個は出すね!
でしょでしょ!?
特にかさばるのがコンビニの弁当箱!
それにお惣菜のトレイなんかも!
ケーキケース
パフェカップ
プリンカップ
スイーツ容器も結構スペース取るよね
ゴチそーさま!
ガッツリ系の弁当は幅広!
テイクアウトのドリンクカップもだよね～
カップ麺容器もだし!!
コンビニの198円系ドリンクもね～
みんな外食ばっかしてるからゴミ出ないのかなー
外食ばっかじゃ体に悪いのにねー

メタボ天使 クニちゃんの日常

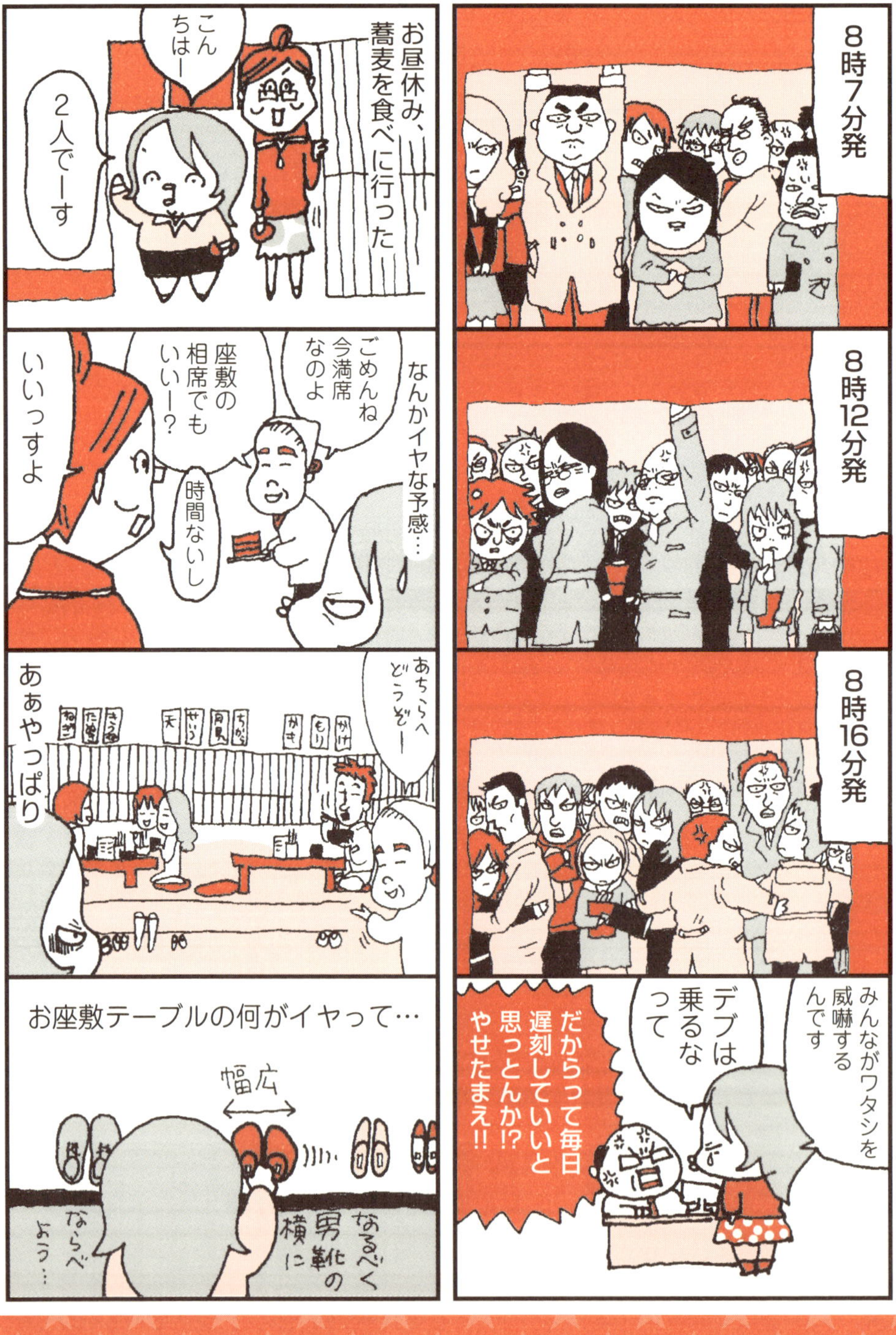
8時7分発
8時12分発
8時16分発
みんながワタシを威嚇するんです
デブは乗るなって
だからって毎日遅刻していいと思っとんか!? やせたまえ!!
お昼休み、蕎麦を食べに行った
こんちはー
2人でーす
なんかイヤな予感…
ごめんね今満席なのよ
座敷の相席でもいいー?
時間ないし
いいっすよ
あちらへどうぞー
天
せいろ
月見
ちから
かき
もり
かけ
あぁやっぱり
お座敷テーブルの何がイヤって…
幅広
なるべく男靴の横にならべよう…

3章

カンタン!
股関節エクササイズ&
ストレッチ

基本編
1. 立ち方

もっとも基本的な動作である立ち方。O脚やX脚の人は、立つと太ももはぴったりついているのに、両ヒザが離れたままでしょう？　若い女性に多いのですが、これが可愛らしい立ち方だと思ったら大間違い。立っているときにちょっと意識するだけで、両ヒザがつくようになり、股関節の開きを抑えることができるのです。まずは鏡の前で立ち姿をチェックしてみましょう。

こんな立ち姿はNG!!

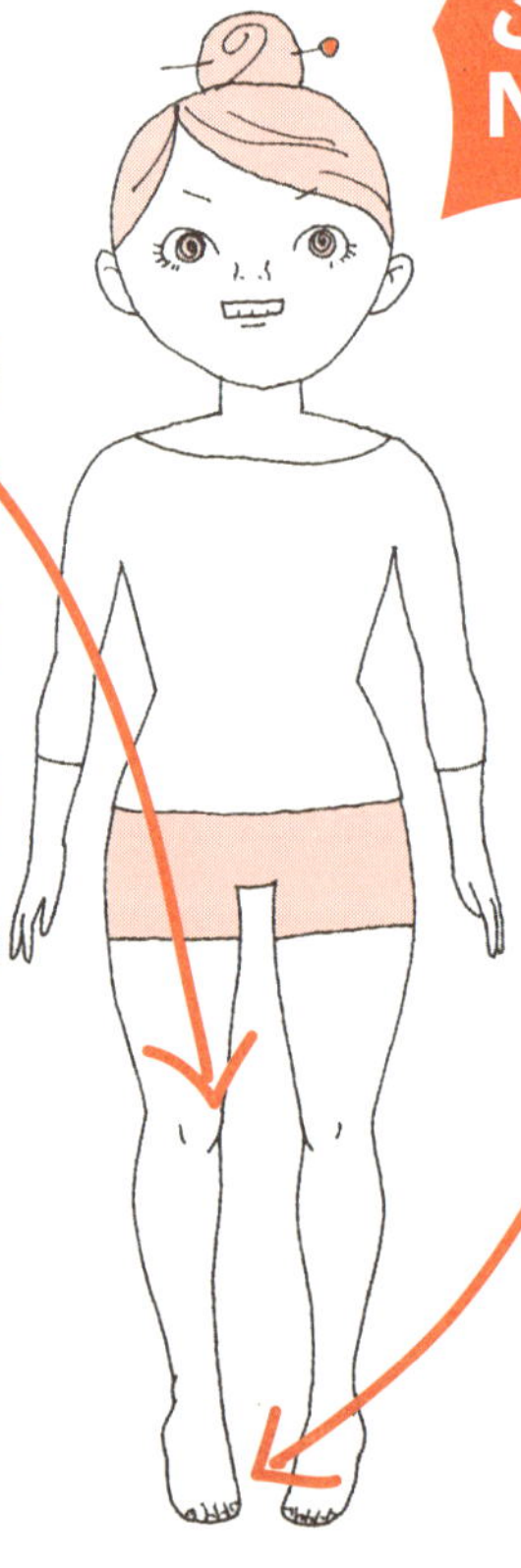

●無意識に膝が開く

立っているときに意識しないと、ヒザが開ききっている。O脚やX脚がひどいと、意識しても両ヒザをつけることができなかったり、両足をそろえて立つことができない。

●つま先内側の内股ぎみ

かかとを合わせず、つま先が内側に向いている立ち方では、股関節が余計に開いてしまう。ふくらはぎの外側に力が入り、筋肉がついてしまい、脚は余計に太く見える。

美脚をつくる・ほっそり脚に見せる！立ち方の基本

信号待ち、電車のなか……。立ち姿は自分であまり意識していないものです。数秒でも数分でも、とにかく立っているときには、ここで紹介する立ち方の基本を意識してみましょう。

●感覚をつかむためには……

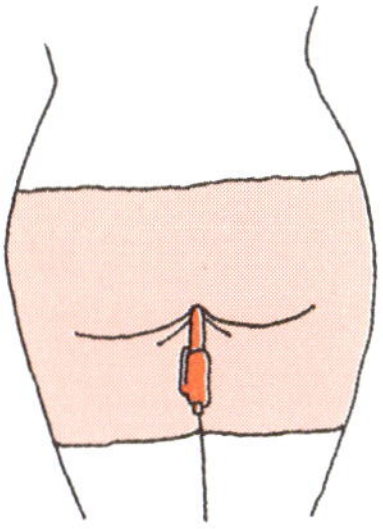

ボールペンをお尻に挟んでみよう。ボールペンが落ちないように立って、そのときの感覚をカラダで覚えて。

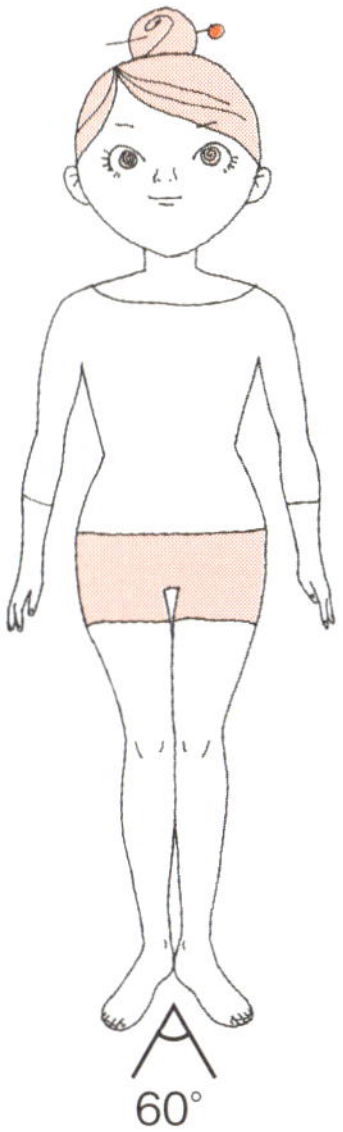

●上記の動作ができない人は……

つま先を60度に開き、片足を半歩前に出す。半歩前に出すだけで少しラクになるはず。ただし、できるようになったら、かかとをつけて両ヒザをそろえるよう頑張ってみて。

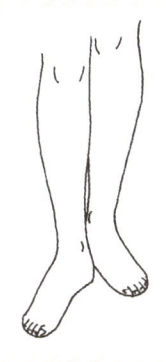

つま先の角度が重要！

まず、両ヒザをそろえて立つ。かかとはぴったりつけて、つま先の角度が60度になるように。このとき、お尻にグッと力を入れて、肛門を締めるように立つのがポイント。この動作ができない人はかなり重症と自覚して！

基本編
2. 座り方

股関節が開いている人はイスに座るとき、両ヒザをつけるのが難しいもの。数分なら意識して閉じていられるものの、長時間となるとぱっくり開いてしまいます。また、閉じようとして太ももに力を入れると、変な部位に筋肉がついて脚が太くなったり、腰に負担をかけてしまいます。コレを解消する秘訣は「坐骨」にあります。たったワンポイントを覚えるだけなのです！

OK

イスに座っているときの理想の形がコレ。坐骨がしっかり閉じて、2点で体重を支えているため、背骨も自然とまっすぐになっている。股関節もきっちり閉じている。

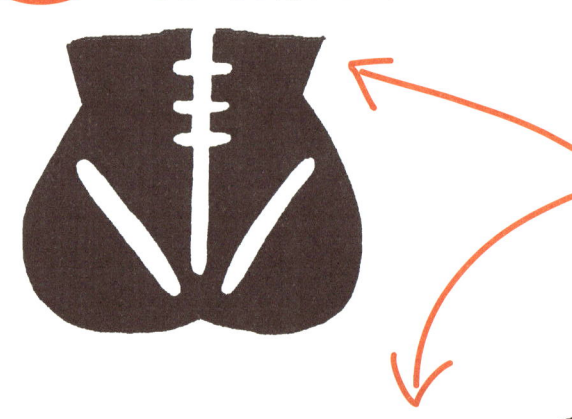

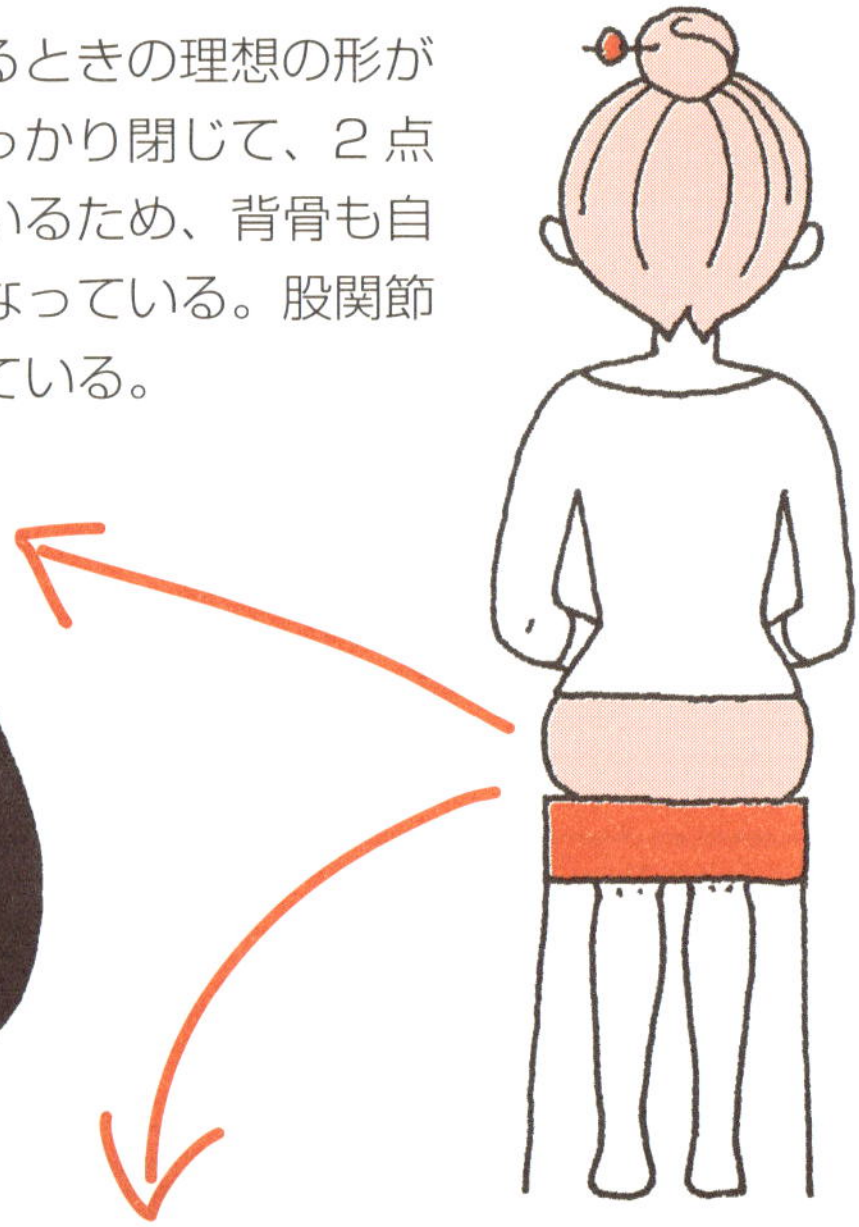

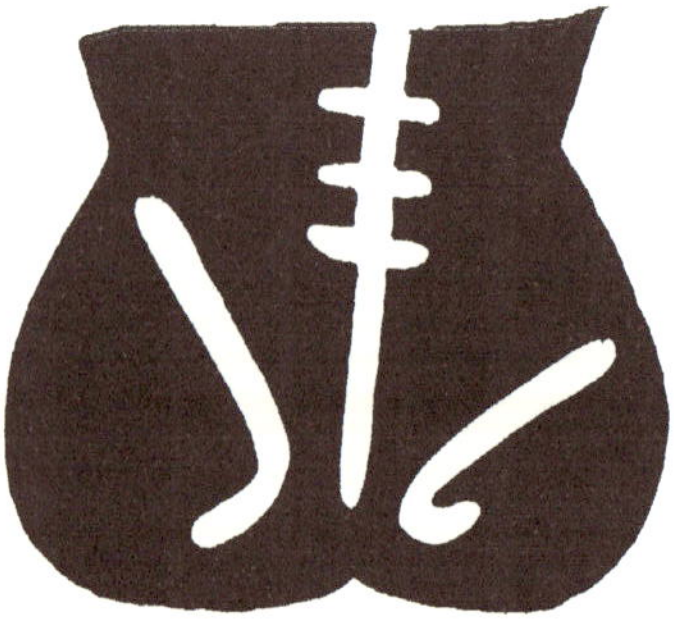

NG

坐骨がぱっくり開いて股関節も開きぎみ。その影響で骨盤全体にゆがみが生じ、背骨が前《ぜん》弯《わん》（前方に曲がる）してしまう。このバランスの悪さが腰に負担をかける。

ヒザ下を長く細く見せる！座り方の基本

イスの座り方の基本です。電車やバスのなか、デスクワークのとき、会議中などはこのポイントを思い出してください。「座り直し」をまめにおこなうよう心がけてみて！

ココがポイント！坐骨の位置

坐骨とは、お尻を触ってみていちばんとがっている部分。手で触って坐骨の位置を確認し、その2点が座面につくように座ること。

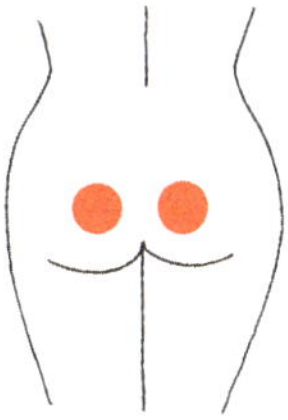

両ヒザは閉じる

両足をそろえて、ヒザもできるだけつけるように意識する。坐骨がイスの座面にきちんとついていれば、両ヒザは自然と閉じるはず。

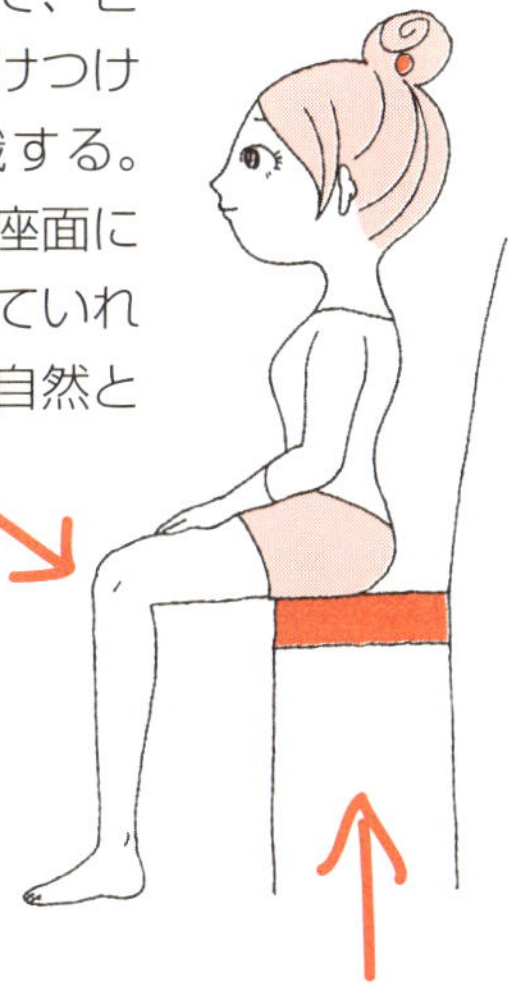

「座り直し」をこまめにおこなう

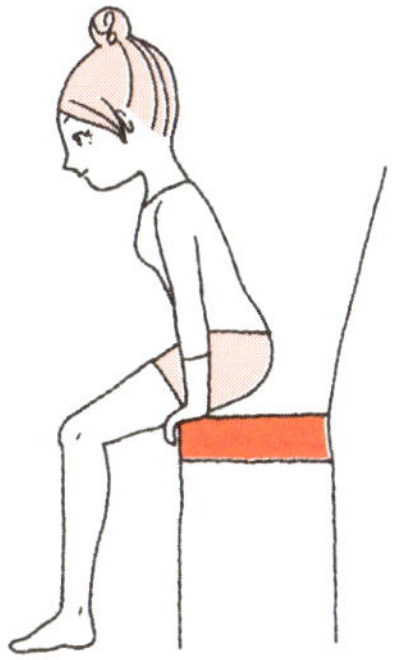

長時間座るときは、こまめに座り直しを。座ったままイスの座面に両手を置き、ヒザを閉じる。一度腰を5センチくらい上げて、坐骨が座面につくように座り直す。この座り直しを繰り返していると、常に股関節を閉じるクセがつき、座っている姿勢も美しくなる。
ヒザが閉じていればヒザ下が長く細く見えるので、一石二鳥！

理想のイスの高さ

背もたれに寄りかからず、イスの座面に8分目で座ったとき、両かかとが床につく高さが理想。長時間のデスクワークをするなら、イスの高さにも気を配って。

基本編

3. 歩き方

そもそも日本人はぞうりやゲタをはく習慣がありました。鼻緒がある部分、つまり足の親指側に重心がかかり、自然と股関節が閉まる歩き方をしていたのです。でも現代はヒールやミュールで、足の外側に重心がかかる生活。股関節は開く一方です。ではどうしたらよいのでしょうか？　実はほんのちょっと意識して歩き方を変えれば、股関節を締めることができるんです！

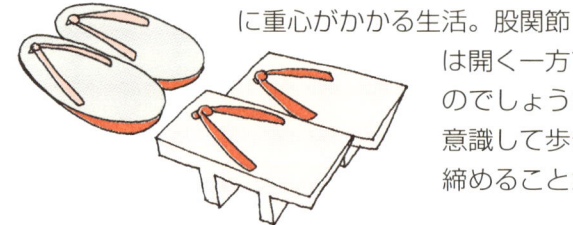

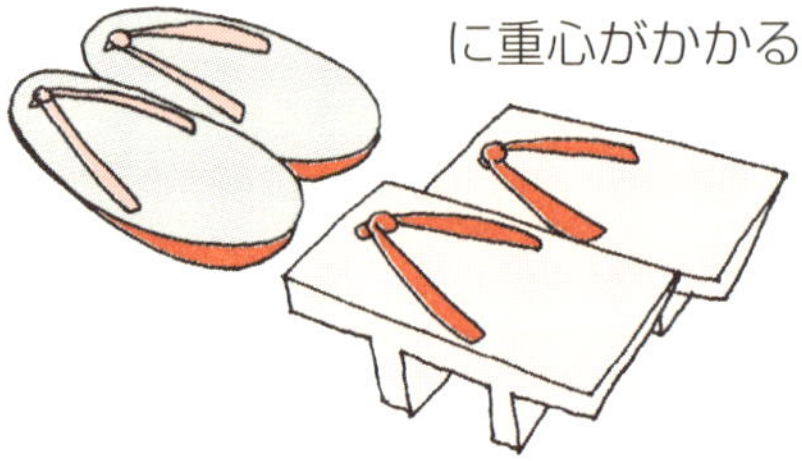

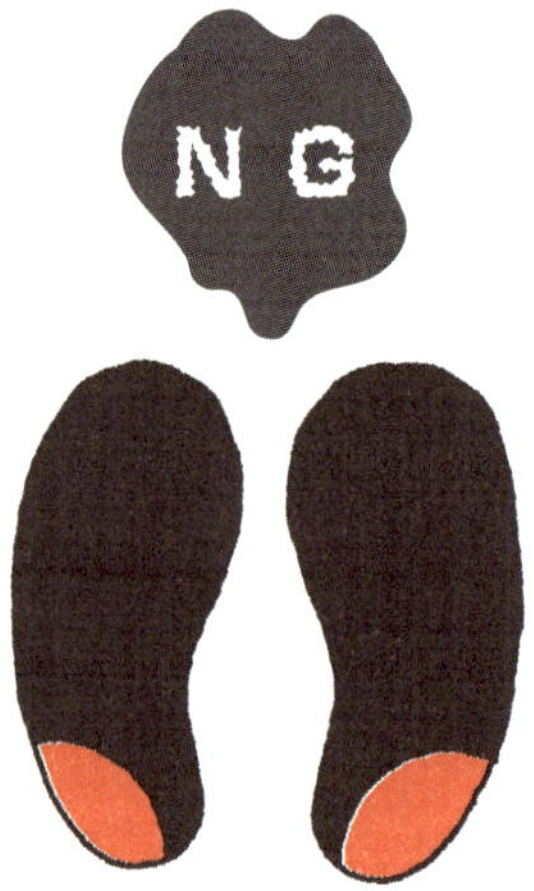

靴底のかかとの外側が減っている人は股関節が開いている証拠。重心が外側にかかっているため、股関節はより外側に向いているといえる。筋肉が正しく使われていないため、歩いていても疲れやすい。歩くために無駄にエネルギーを消費している状態。

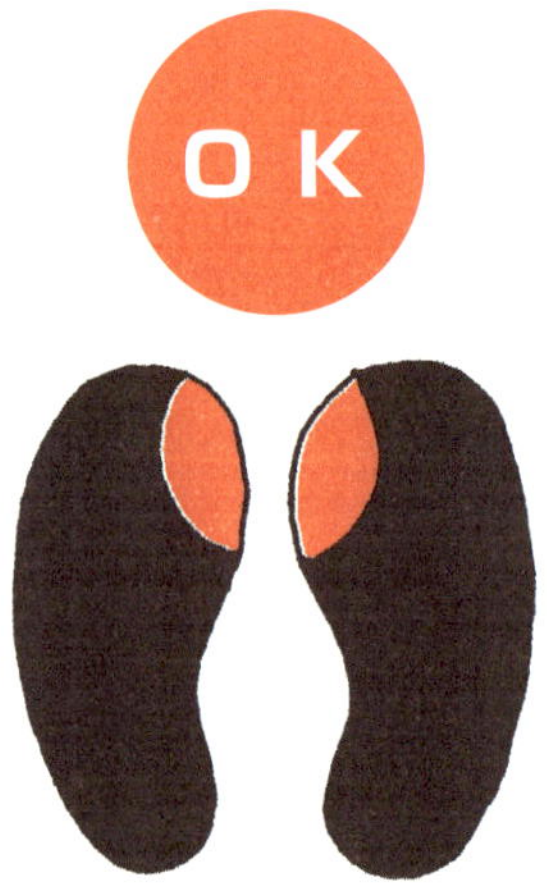

ふだんよくはいている靴の裏をチェック。親指側の底面が減っていれば、股関節の開きが少ないといえる。親指に力を入れているため、重心は内側にかかっている。つまり、脚の内側の筋肉を効率よく使って歩いているため、股関節はそんなに開かない。

姿勢よく、颯爽と見える！歩き方の基本

何気なく歩いているときにも、股関節の矯正はおこなえます。下記のポイントを頭に入れて歩いてみましょう。歩きやすく疲れにくいことを実感できるはず！

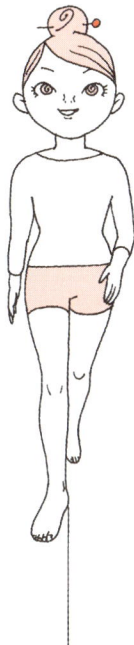

意識すべきはつま先

つま先を10度くらい外側に向けて歩くV字歩行を。10度はとても微妙な角度なのでわかりにくいかもしれません。つま先は心もち外向け、と意識してみよう。

美脚のちょいワザ 指テープ

ぞうりやゲタは現代生活ではく機会も少ない。そこで、小ワザをご紹介。足の2番目の指に、ひもやテープ、絆創膏などを巻く。違和感を感じる程度に刺激すれば、自然と足の内側に意識が行き、重心が内側にかかるようになる。ただし、キツく巻きすぎるとうっ血するので、できるだけ幅の広いモノを使って、ゆるめに巻くこと！

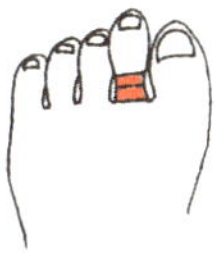

歩幅は大きめに

特にヒールを履いているときは、歩幅が小さくなりがち。できるだけ大きなストライドで、堂々と闊歩すること。内股でちょこちょこ歩くのは股関節に悪影響！

常に一本線の上を歩く

どこを歩いていても、常に1本のライン上を歩くように意識する。かかとは常に1本線の上にあるように心がけて。道路標示や石畳、タイル模様の地面などをうまく利用して、一本線上をキープして。

基本編
4. 就寝

あおむけに寝るのがいちばん体にいい、と思っていませんか？　実は、あおむけで寝ているときは股関節に悪影響を及ぼします。特に突き出し恥骨、いわゆるモリマンの人にはオススメできません。自分が気持ちいい寝姿勢がベストといわれていますが、股関節改善のためには寝る体位にも気を配りましょう。1日のうちもっとも長時間を費やす姿勢だからこそ、最善の方法を！

NG

あおむけ寝の悪循環！

あおむけ寝だと、つま先が外に開き、股関節が開いた状態に

↓

坐骨も開ききってしまうため、恥骨が突き出してしまう

↓

背骨が勝手に落ち込み、寝ているのに自然と猫背になる

↓

骨格全体にズレが生じて、体全体のバランスが悪くなる

↓

見た目に影響を及ぼすだけでなく、体調不良も起きてくる

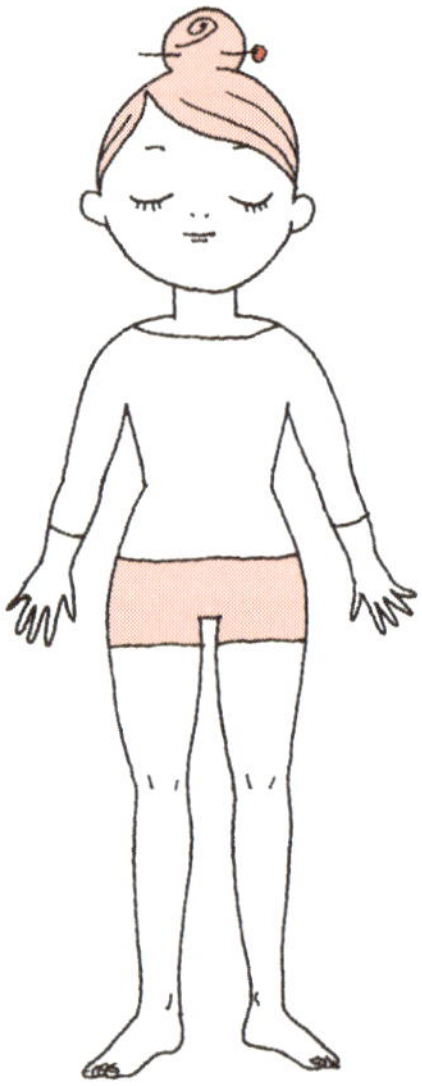

横向き寝がいい……とは限らない！

NG

横向きで寝ればいいとは一概にいえない。図のように横向きで寝ると、股関節は閉じていても、右側の骨盤だけが前に出てしまい、骨格のゆがみにつながってしまう。上になる側の脚は下側の脚より前に出ないようにすること。

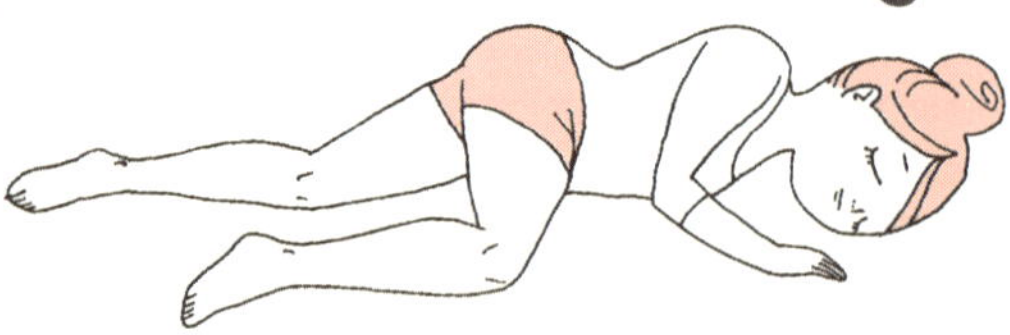

美脚キープとモリマン予防！寝方の基本

基本は横向き寝か、うつぶせ寝です。もちろん朝起きたときには姿勢も崩れているのですが、できるだけ股関節を閉じるような寝姿勢を心がけてください。

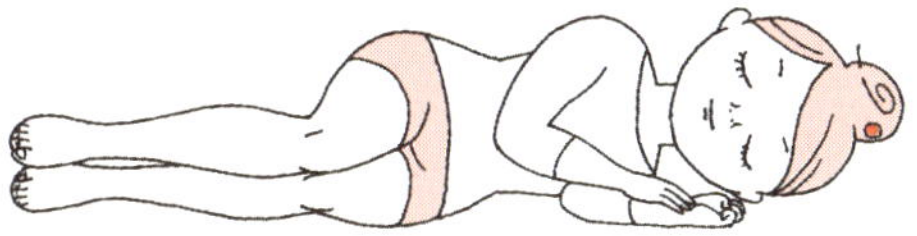

ベストは胎児のポーズ

両脚を重ねて横向きに寝る胎児のポーズが股関節にとっては理想的。多少のズレはOKだが、できるだけ両ヒザ両脚をそろえて寝るようにすること。

ベルトやタオルで固定するもよし

あまりに脚が開いてしまう人は、股関節が開かないよう、ベルトやタオルなどで固定して寝るとよい。恥骨のあたりを抑えるように巻いて、両脚が開かないようにする。

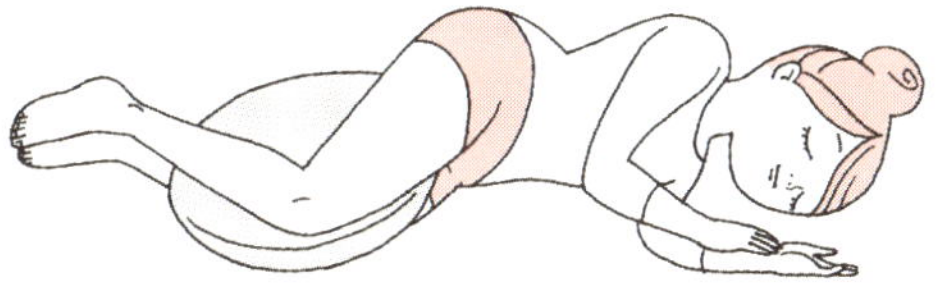

抱き枕もうまく活用して

股の間にクッションや座布団、抱き枕などを挟んで寝ると理想的。両ヒザでしっかり挟んで寝ると、股関節も開きにくく、背骨も自然なカーブのままで保てる。

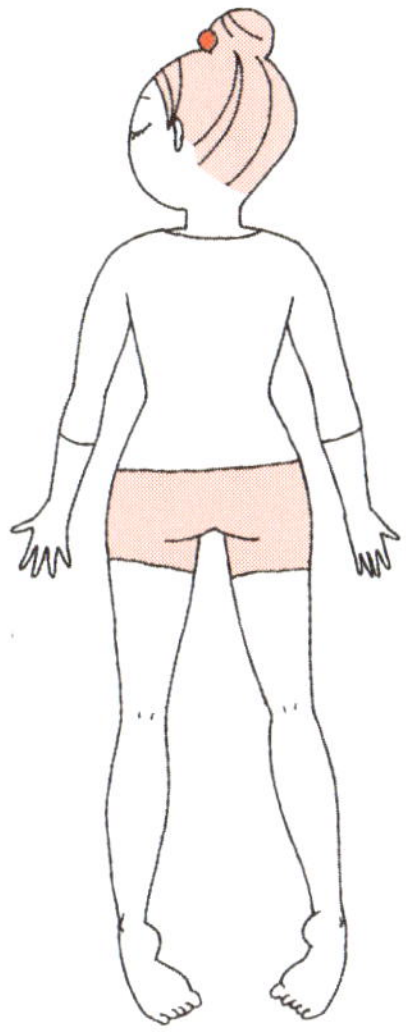

うつぶせ寝の場合はヒザを内側に

うつぶせ寝が好きな人は、両ヒザを体の内側に向けて寝ること。呼吸がラクにできるよう、枕の高さは調節して。内股で寝ることで股関節の開きを抑えてくれる。また、うつぶせ寝は背骨が丸まるのを防ぎ、モリマン予防にも効果を発揮！

番外編
セックスの体位

日常生活の基本動作……とはいえないものの、実は股関節にとって予想以上に負担をかけるのがセックスです。特に正常位は、相手の体重で脚を大きく広げてしまうので、股関節は開きっぱなしに。快感を無視するのはよくないけれど、念のため、股関節の開きを防ぐオススメ体位を教えときましょう！

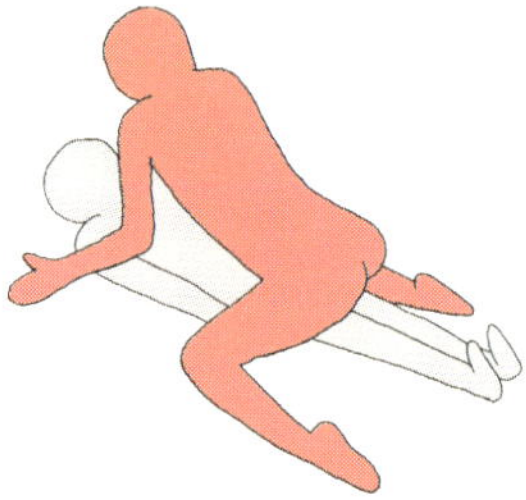

両脚を伸ばしてそろえる

女性が両脚を伸ばして軽く閉じた状態でおこなう正常位の伸膝型。男性側の持ち物が長ければスムーズにできるはず。両ヒザを閉じることで、摩擦も刺激も感度もUP!

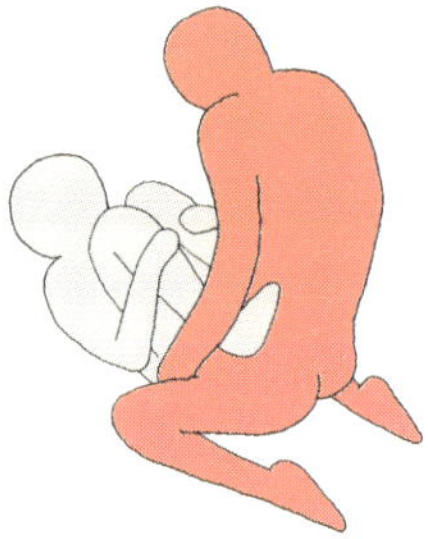

両ヒザを抱えてしっかり閉じる

正常位の変形バージョンで、女性は両ヒザをしっかり閉じたまま挿入。男性は女性のお尻を抱え込むようにして、持ち上げること。股関節が開くのを防ぎつつ、一体感を味わえるはず。

後ろ & 横から深く挿入

側臥位の一種。女性は両ヒザをそろえて横になり、その背後から挿入する。ヒザを開かずに深い挿入感を楽しめる。後背位（バック）も悪くないが、股関節が開くことを考えると、この体位に持ち込むのが理想的。

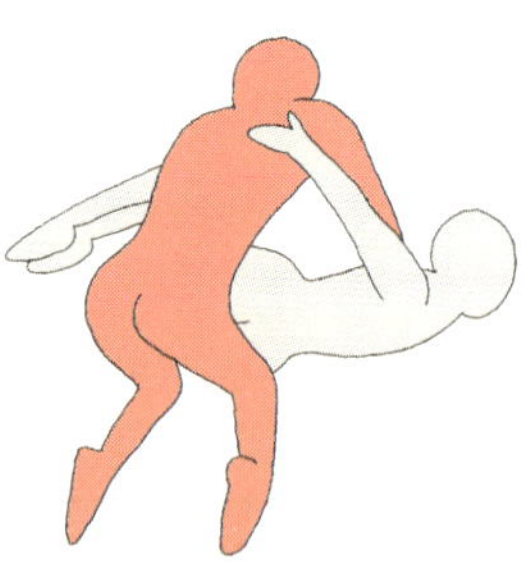

※体位だけはいろいろと楽しみたい、という人は、セックスの後にエクササイズ（P.125の股関節矯正エクササイズ）をおこないましょう！

基本動作のコツは頭に入りましたか？　では日常生活ではどのような心がけをしたらよいのか、また、どんなエクササイズが股関節に効くのかを解説していきましょう。今までは無意識におこなっていた生活動作をほんのちょっと変えるだけ。カンタンなことを習慣にするだけで、股関節は劇的に変わるのです。ここから紹介するハウツーはいわば意識づけ・クセづけです。できるだけ多くの「いいクセ」を身につけて、股関節のゆがみを改善していきましょう。

応用編
朝～通勤時

朝起きたとき

朝、目覚めて起き上がるときは、上体を手で支えて、横を向いて起き上がるようにする。腹筋運動をするように起き上がろうとすると、今まで眠っていてこわばっていた筋肉にいきなり負担がかかり、腰を痛める原因に。

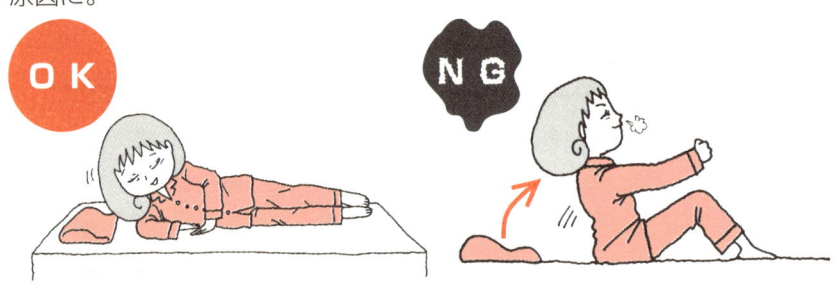

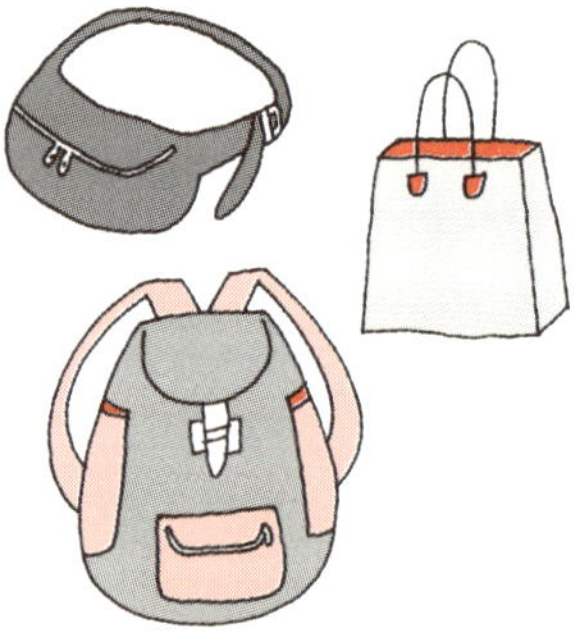

トイレタイム

股関節に直接関係あるわけではないが、両ヒザを閉じたほうが腹圧も上がり、出しやすい。体を前かがみにするとなおよし。便秘の人はできるだけ毎朝トイレタイムをもうけ、出すものは出しておこう。

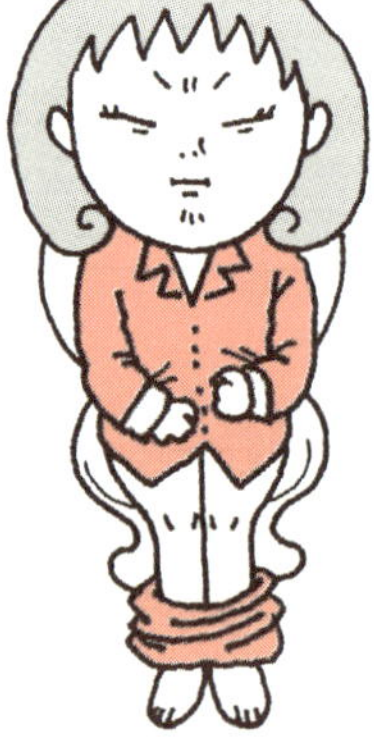

バッグの選び方

骨格や股関節に対して、左右の偏りがいちばんよくない。荷物はできるだけ左右交互に均等に持つようにする。ショルダーバッグや手さげバッグはこまめに持ち替えて。左右差を作らない理想的なバッグはリュックサックなどの背負うタイプ。肩で背負うのではなく、腰で背負うよう、リュックサックの位置が腰にあたるよう調節するとベスト。

通勤時（電車やバス）

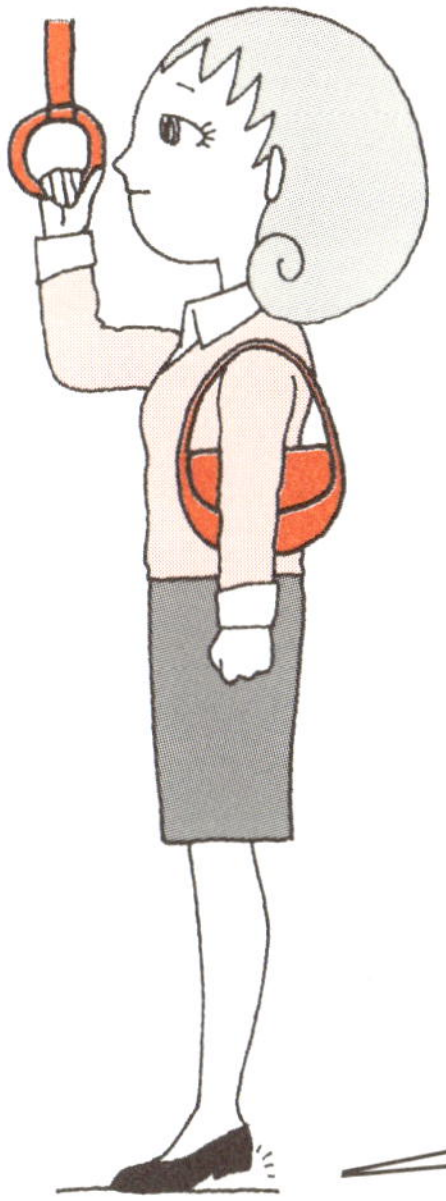

通勤時間に立っていることが多い人はちょっとしたエクササイズを。つま先を60度に開き、かかとはつけて立つ。かかとを1センチだけ上げて、10秒間キープ。「10秒上げて10秒下ろす」の繰り返しで、ふくらはぎ美人になれる。ただし、5センチ、10センチ上げる必要はナシ。ほんの少し上げるだけなので、電車やバスのなかでつり革につかまってできるはず。慣れてきたら、一駅分ずっと上げるなど、マイルールをつくってみて。

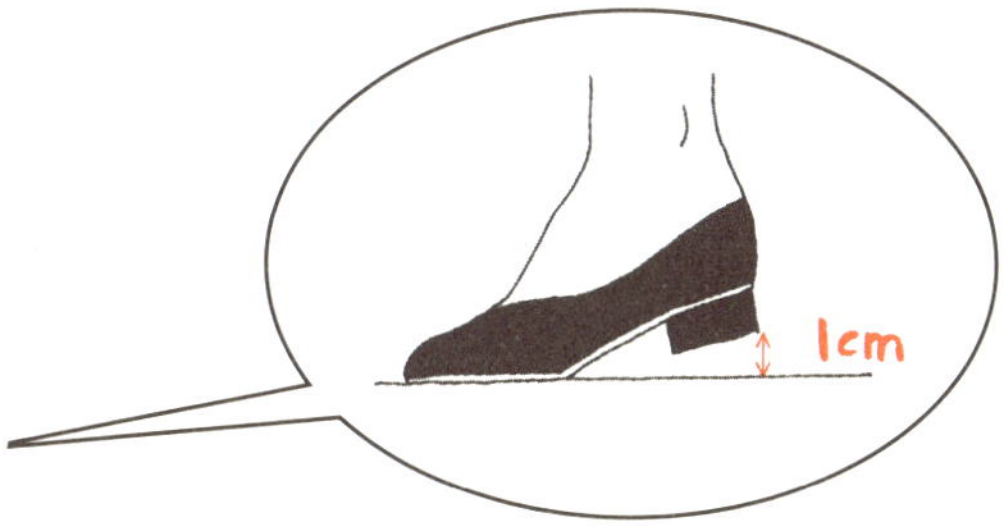

通勤時（車の運転）

バスやトラックなどの長距離ドライバーはシートの角度が90度になるように調整しているそう。実は90度の背もたれがいちばん疲れにくいのだとか。車に乗るときはシートの背もたれ部分の角度を90度になるよう、調整してみよう。デレッと背骨を曲げて座るよりも、集中力が増し、股関節が開くのを防いでくれる。

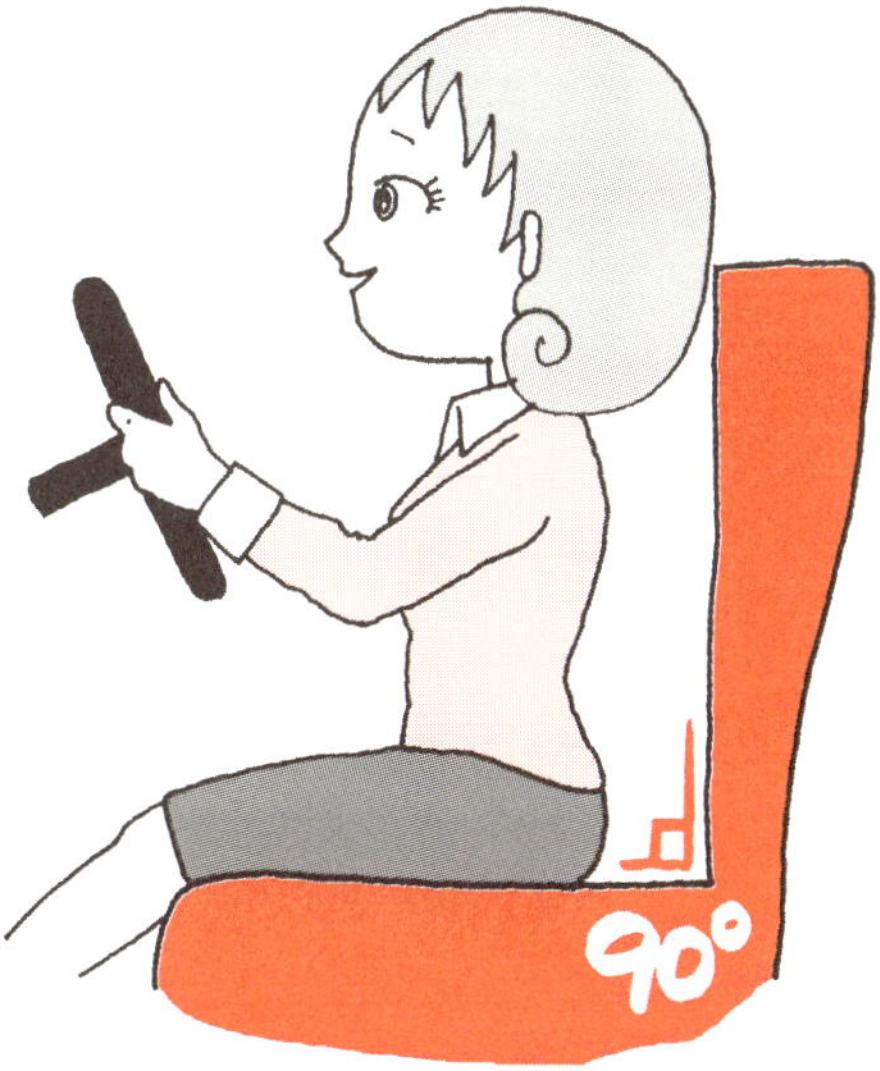

応用編 出社～帰宅

デスクワークのとき

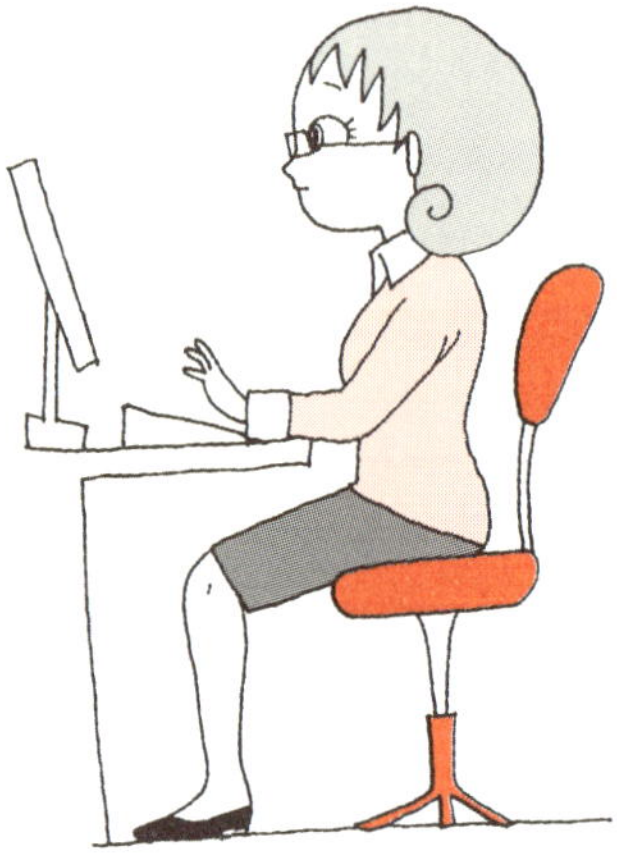

長時間座るデスクワークのときは、イスの高さをきちんと自分に合わせること。座面の8分目に座って、両足のかかとがつく高さが理想。基本編で紹介した「座り直し」をこまめにおこなうよう心がけて。基本的には座ると坐骨が開いてしまうことを肝に銘じておこう。オフィスでの座り姿勢は意外と見られていると意識して！

奥の手はベルト

股関節の開きが気になる人は、ベルトや太めのひもで太ももを巻いておくとよい。太もも側面を触って、大腿骨の触れるところ（位置でいえば、恥骨周辺）の周囲をうっ血しない程度に縛る。これで股関節や坐骨の開きを抑えることができる。

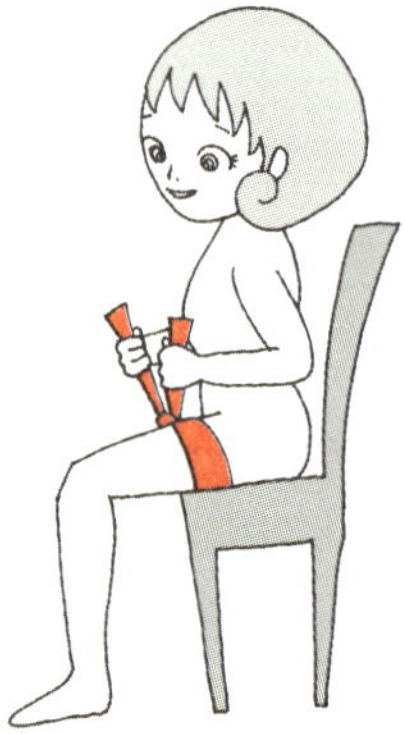

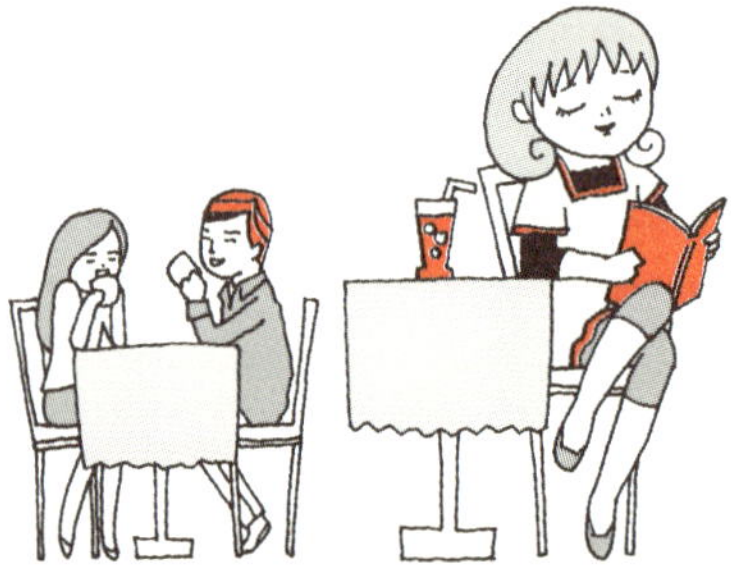

レストランなどで

脚を組むのはよくないといわれるが、脚を組むこと自体はそんなに悪いことではない。普通に座っていると坐骨が開き、大臀筋《だいでんきん》（お尻の筋肉）が引っ張られてツラくなる。これを避けるために、本能で脚を組んでしまう。脚を組むとリンパ管や動脈が解放されて、冷えやむくみも解消できるという利点もアリ。ひとつ気をつけてもらいたいのは、組む脚をまめに替えること。同じ脚ばかり組むクセがある人は、できるだけ頻繁に左右の脚を組みかえるべし。

テレビを観るとき

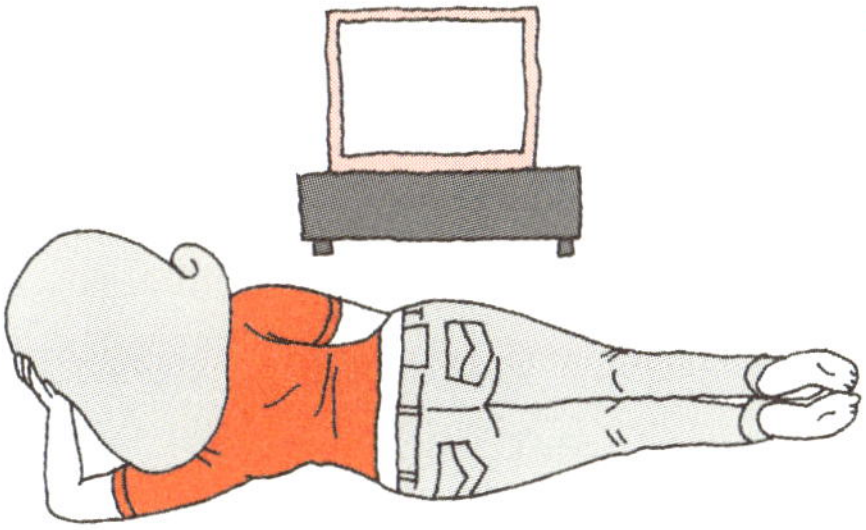

寝転がって観るとき

横になってテレビを観るのが好きな人は、左右の入れ替えをおこなおう。これは股関節への負担ではなく、頸椎《けいつい》（首の骨）への負担を軽くするため。たとえばCMのたびに、床にあたる体の側面を交互に入れ替えてみて。

ソファで観るとき

ソファは股関節にとってあまりいい環境ではないけれど、全身をあずけることでリラックスできるのが長所。背もたれ部分の高さがしっかりあって、背骨や首をしっかりサポートでき、できればオットマン（足置き台）があるほうがいい。なければクッションや座布団で首や背中を支え、足を投げ出せる高さにイスなどを置いてみよう。

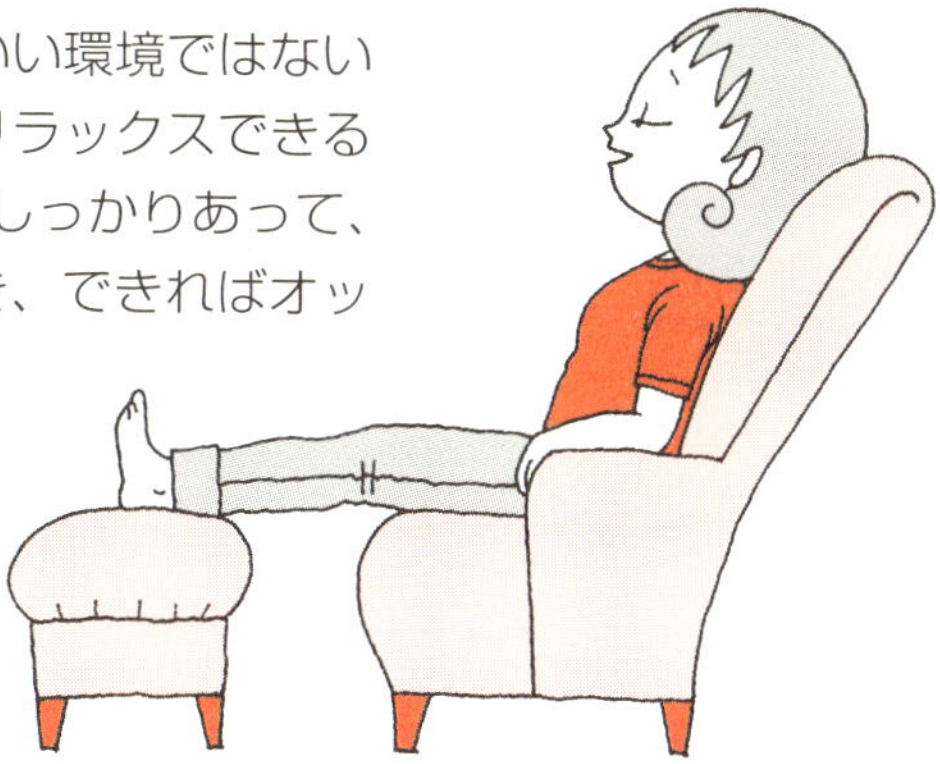

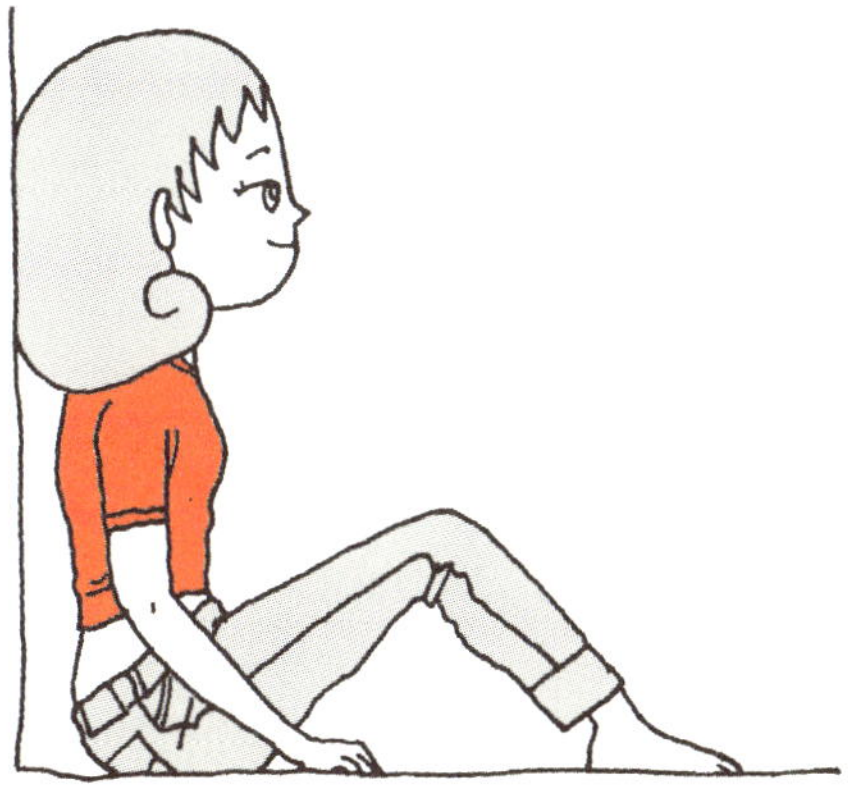

床に座って観るとき

壁を背にして、上半身と下半身の角度が90度になるように座るのがベスト。これがいちばん疲れない姿勢で、股関節にも背骨にも負担の少ない座り方。

床に座るとき

イス＆テーブル派ではなく、床に座る生活時間が長い人は要注意。横座り（脚を横にずらして座る）は股関節のずれを誘発し、背骨が曲がってしまう。床に座るときの理想のスタイルは「あぐら」＋座布団。両ヒザを開いて、足首を組む座り方だが、できない人も多いので、無理する必要はナシ。半結跏《はんけっか》と呼ばれるスタイル（下図参照）で OK。そして、座布団を２つ折りにしてお尻の下に入れると、背すじが伸びて、股関節も開かない。普通のあぐらよりもかなりラクな姿勢で、長時間過ごすことができる。

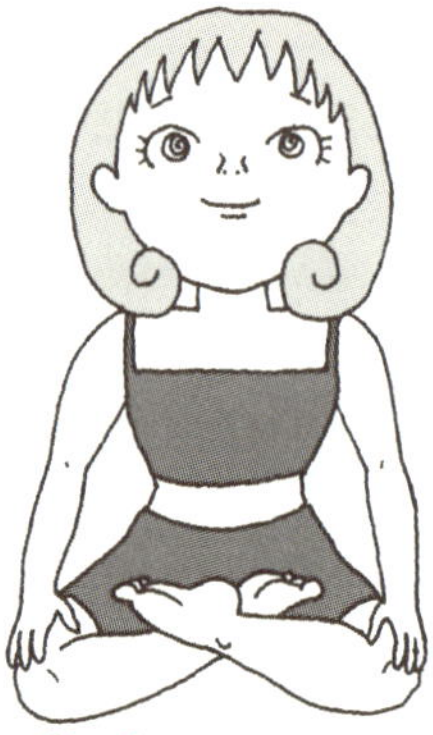

結跏《けっか》のポーズ

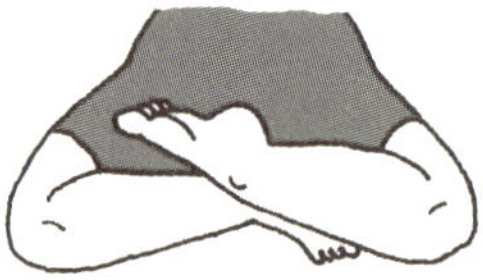

半結跏《はんけっか》のポーズ

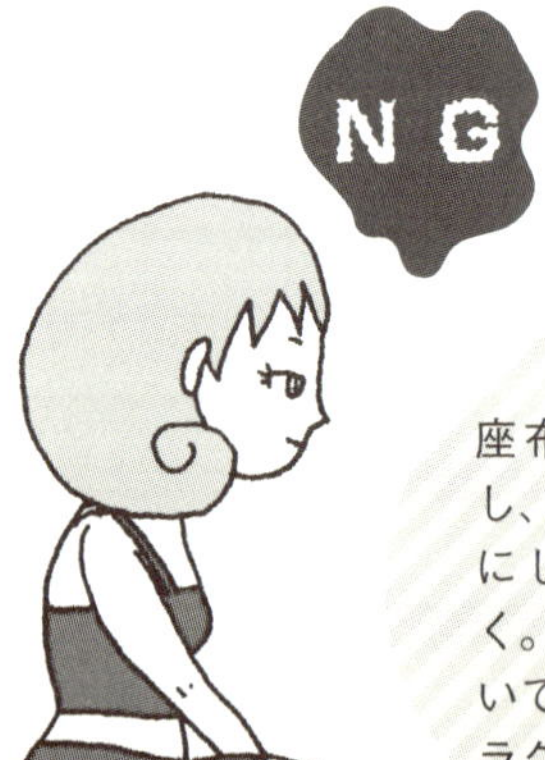

普通にあぐらをかいただけでは、背骨が曲がり、姿勢も悪くなる。

座布団を２つ折りにし、折った部分を手前にしてお尻の下に敷く。心地よい角度がついて、背骨も股関節もラクになる。

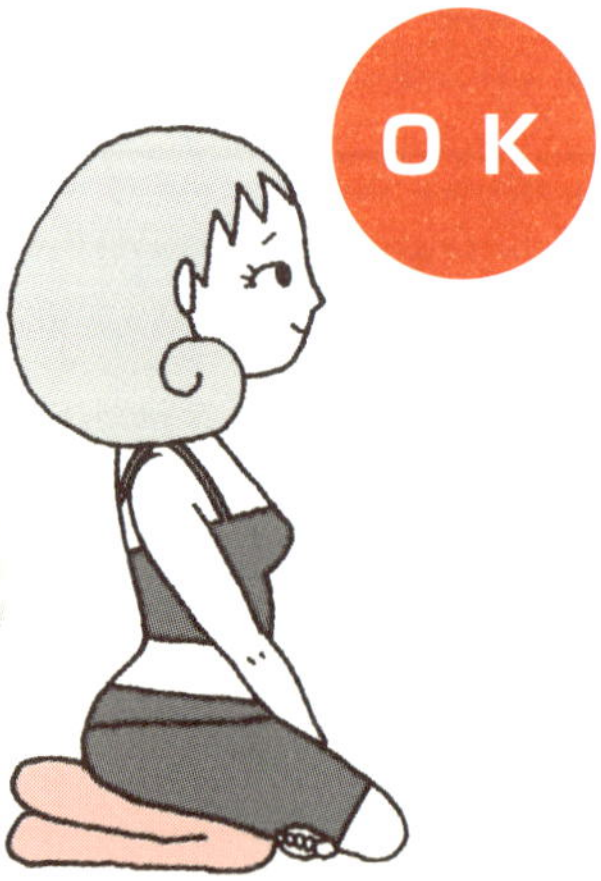

座布団を入れると自然に背すじがしゃっきり伸びる。

近所へ買い物に行くとき

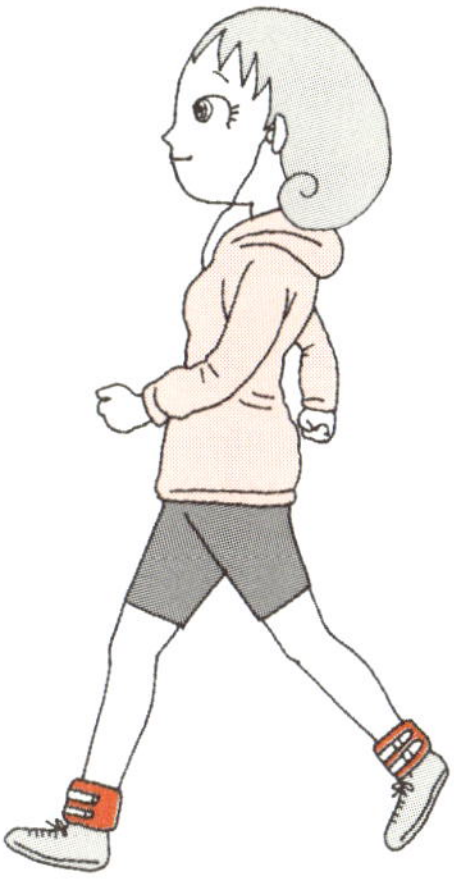

足首におもりをつける

片足に500g～1kgのおもり（ベルトで固定するタイプの製品が売られている）をつけて出かけてみよう。さすがにパンプスやヒールのときにおもりをつけるのは憚られるが、近所へ買い物にいったり、散歩するときはこのおもりが効力を発揮する。おもりをつけると、股関節が横方向へぶれるのを止めてくれるため、歩くためのエネルギーロスが少なくなる。つまり疲れにくくなり、自然と正しい歩き方になっているというワケ。また、今まで使っていなかった内転筋《ないてんきん》（脚の内側の筋肉）が使われるようになり、外転筋《がいてんきん》（脚の外側の筋肉）が減ってくる。太ももやふくらはぎの外側についていた余分な筋肉が減ることで、脚もほっそりスッキリ。

こんな靴はOK?

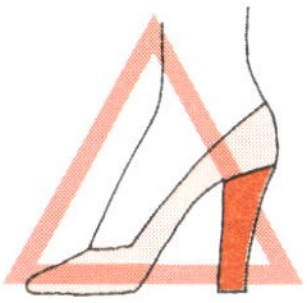

ハイヒール

ハイヒールを履いてもヒザが曲がらない人はOK。ただ、ほとんどの女性はハイヒールでヒザを曲げて歩いている。ヒザに負担がかかり、太ももの筋肉が張り出すため、脚が太く見える弊害も。週に2日はスニーカーやフラットシューズを履いて、バランスをとろう。

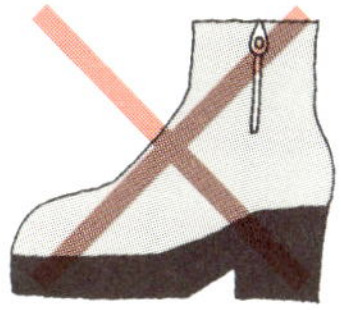

ソールの硬い靴

ウエッジソールなど、底が分厚くて硬い靴があるが、これはNG。歩くときに靴のソールはやわらかくしなることが条件。ソールが硬いと、足首やヒザに負担がかかり、骨格全体や歩き方に悪影響を及ぼしてしまう。

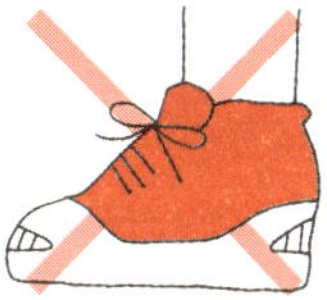

おもりが内蔵されたスニーカー

靴底におもりが入っているタイプのいわゆるダイエットシューズは、あまりオススメできない。足首でバランスをとろうとして、負担がかかってしまう。おもりをつけるなら足首に巻くのがベスト。足首におもりがついていれば、股関節でバランスをとるため、左右に開かないように歩き方を矯正できる。

メタボ天使 クニちゃんの日常

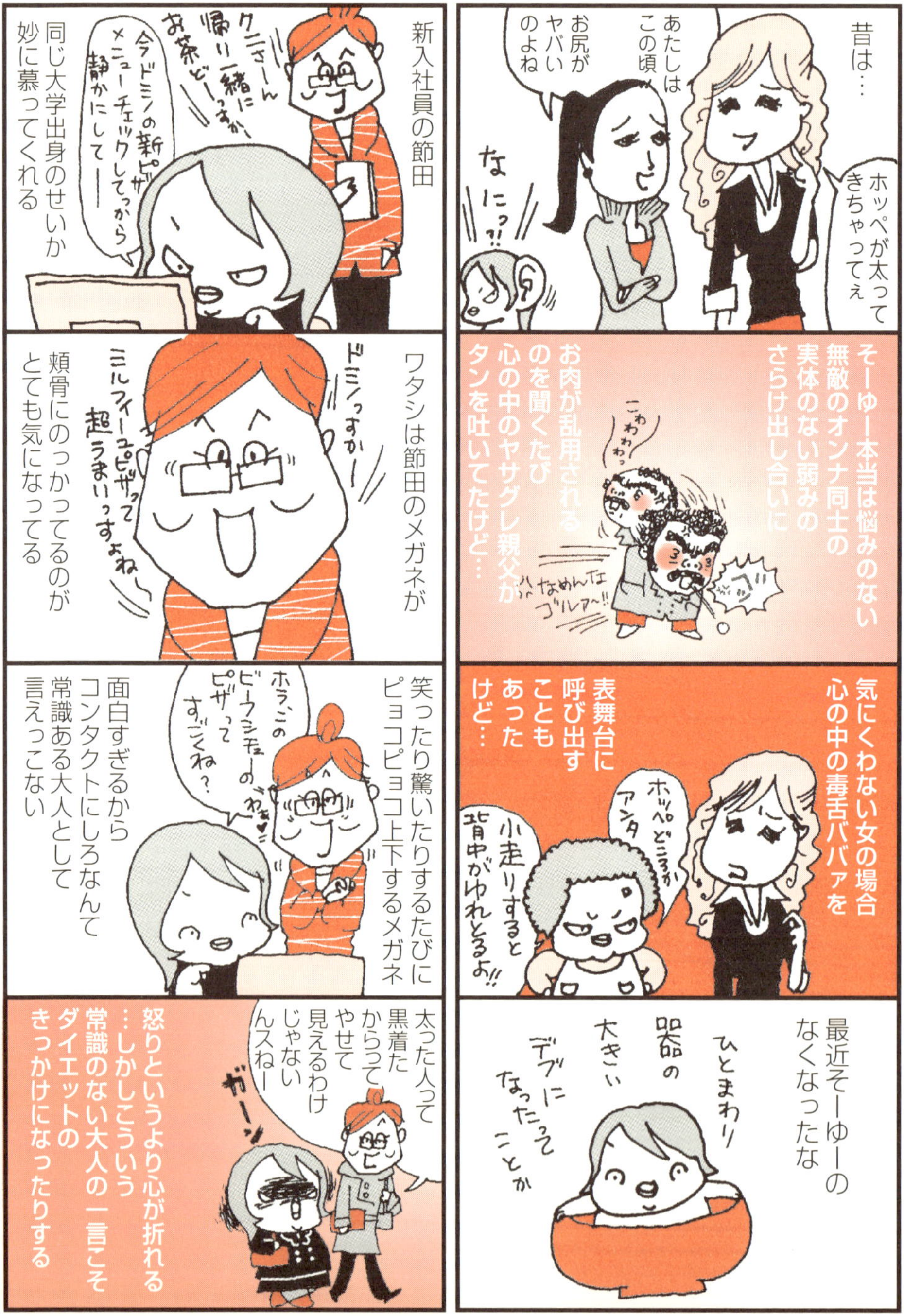

昔は…
ホッペが太ってきちゃってぇ
あたしはこの頃お尻がヤバいのよね
なにっ?!!
そーゆー本当は悩みのない無敵のオンナ同士の実体のない弱みのさらけ出し合いに
お肉が乱用されるのを聞くたび心の中のヤサグレ親父がタンを吐いてたけど…
こわわわわっ
なめんなゴルァア~!!
気にくわない女の場合心の中の毒舌ババァを
表舞台に呼び出すこともあったけど…
ホッペどころかアンタ
小走りすると背中がゆれとるよ!!
最近そーゆーのなくなったな
ひとまわり器の大きいデブになったってことか
新入社員の節田
クニさーん帰り一緒にお茶どーっすか、
今ドミノの新ピザメニューチェックしてっから静かにしてー
同じ大学出身のせいか妙に慕ってくれる
ワタシは節田のメガネが
ドミノっすかー
ミルフィーユピザって超うまいっすよね~
頬骨にのっかってるのがとても気になってる
笑ったり驚いたりするたびにピョコピョコ上下するメガネ
ホラ、このビーフシチューのピザってすごくね?
面白すぎるからコンタクトにしろなんて常識ある大人として言えっこない
太った人って黒着たからってやせて見えるわけじゃないんスねー
ガーン
怒りというより心が折れる…しかしこういう常識のない大人の一言こそダイエットのきっかけになったりする

メタボ天使 クニちゃんの日常

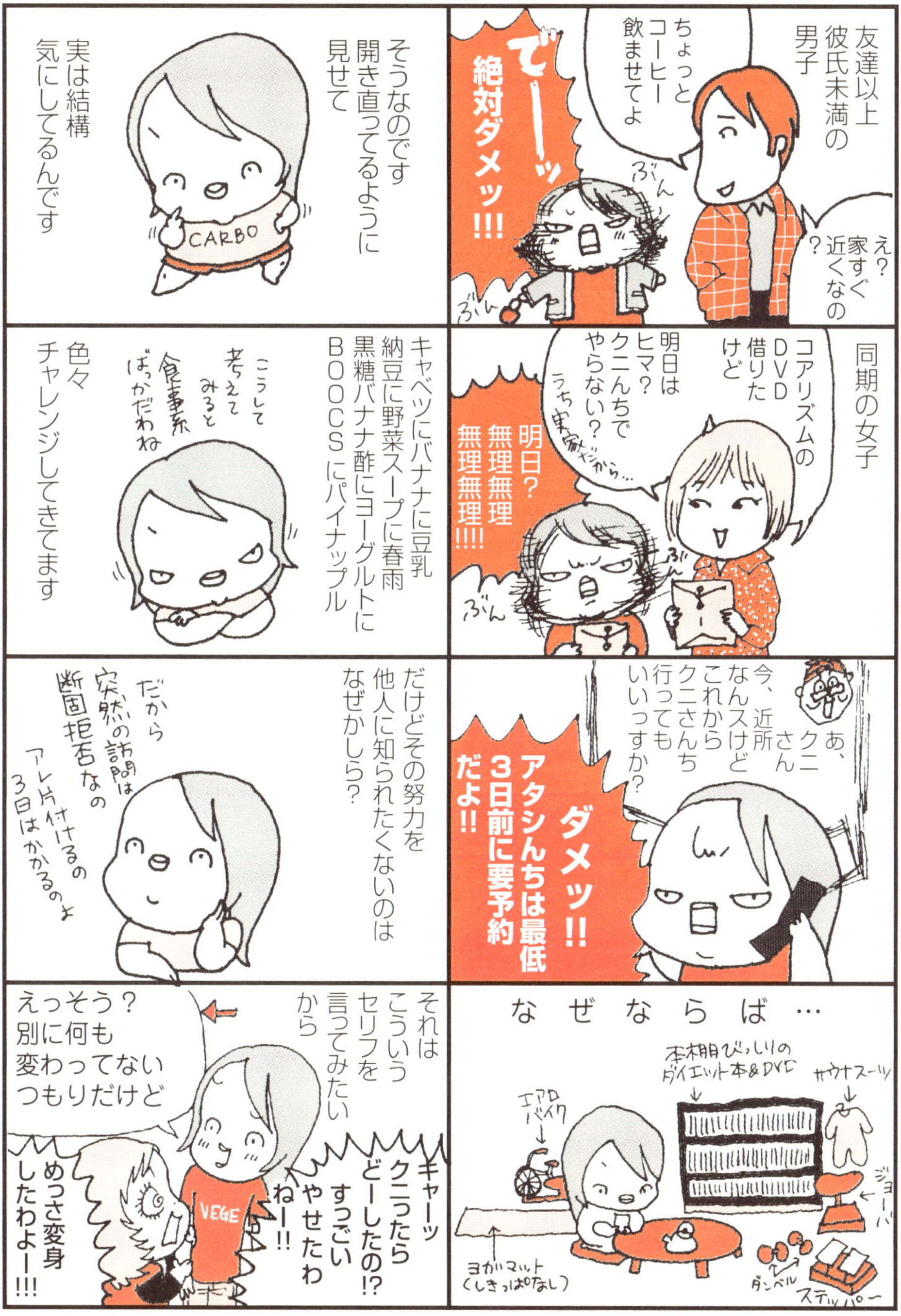
友達以上彼氏未満の男子
ちょっとコーヒー飲ませてよ
え？家すぐ近くなの？
ぶん
ぶん
でーーッ
絶対ダメッ!!!
そうなのです
開き直ってるように見せて
実は結構気にしてるんです
CARBO
同期の女子
コアリズムのDVD借りたけど
明日はヒマ？クニんちでやらない？
うち実家だから…
ぶん
ぶん
明日？
無理無理
無理無理!!!!
キャベツにバナナに豆乳
納豆に野菜スープに春雨
黒糖バナナ酢にヨーグルトに
BOOCSにパイナップル
こうして考えてみると食事系ばっかだわね
色々チャレンジしてきてます
あ、クニさん
今、近所なんスけど
これからクニさんち行ってもいいっすか？
ダメッ!!
アタシんちは最低3日前に要予約だよ!!
だけどその努力を
他人に知られたくないのは
なぜかしら？
だから突然の訪問は断固拒否なの
アレ片付けるの3日はかかるのよ
なぜならば…
本棚びっしりのダイエット本&DVD
サウナスーツ
エアロバイク
ジョーバ
ヨガマット（しきっぱなし）
ダンベル
ステッパー
それはこういうセリフを言ってみたいから
キャーッ
クニったらどーしたの!?
すっごいやせたわねー!!
えっそう？
別に何も
変わってない
つもりだけど
めっさ変身したわよー!!!
VEGE

小顔矯正編

「小顔と股関節とは関係ないのでは？」と思った人、大きな間違いです。実は開きぎみになった股関節が原因で、頭部や顔にも悪影響を及ぼすのです。股関節を改善しながら、ゆがみやずれが生じた頭部や顔のパーツを自分で矯正していきましょう。今､化粧品に頼っている部分も、このセルフ矯正で問題解決。シワやたるみ、ほうれい線に目の下のクマ……続けていくうちに、驚くべき美容効果を実感できます。

頭

こんな人に向いてます！
- ●おでこのシワが気になる人に
- ●集中力を高めたい人に

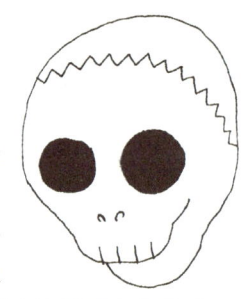

これは頭蓋骨のうち、特に前頭骨のズレやふくらみを正す輪郭矯正方法。手で押すだけだが、押し込むポイントは冠状縫合《かんじょうほうごう》と呼ばれるライン（右図参照）。こめかみから髪の生え際を辿っていくラインで、指で触れると骨と骨の境目の線が感じられる。このライン、実はハチマキを巻くときに触れる部分。ここを刺激することで、前頭骨のずれを戻し、集中力が高まる。気合を入れるためにハチマキを巻くというのは、実に理にかなった昔の人の知恵。

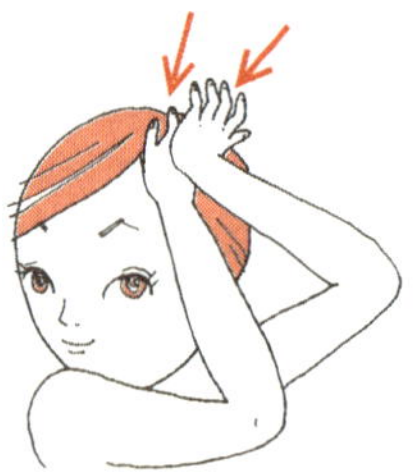

次は手を重ねて押し込む

冠状縫合の線に沿って､片手を置き、その上にもう片方の手を重ねて、強く内側へ向かって押し込む。手のひらのいちばん厚い部分が冠状縫合に沿うようにする。

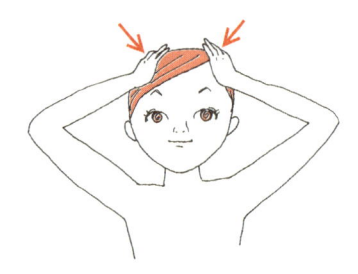

まずは左右にはさみこむ

両手でこめかみの上あたりをはさみこみ、左右から顔の中心へ向かって押し込む。強くじわーっと押し込むのがポイント。

目

こんな人に向いてます！

- 疲れ目がひどい人に
- まぶたのたるみをとってパッチリ目にしたい人に

まずあおむけに寝る。立ったり座ったりしている状態では、前頭骨が下がってしまい、効率よくポイントを押すことができない。親指を眼窩《がんか》（眼球が入っている頭蓋骨のくぼみ）の上部に当て、グッと押し上げる。痛気持ちいいくらいが最適。左右ともにおこなう。

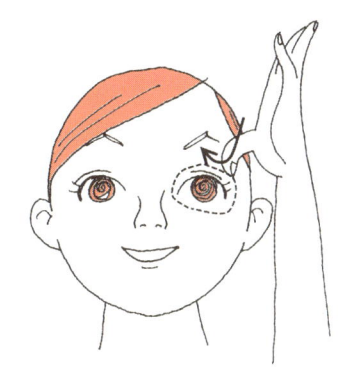

番外編　人にやってもらう頭蓋骨矯正

前頭骨のズレを的確に正すには、人の力を借りることが必要。友達や恋人、家族に頼んでやってもらおう。まず、受ける側は低めの枕に後頭部をしっかり乗せて、あごをひく。

おこなう側は手のひらを親指だけ重なるようにおでこに置き、真下に向かって全体重をかける。痛いくらいに押し込んだら、頭蓋骨を軽くつかむ。つかんだときに、下方に落ちていた前頭骨のずれを修正できる。

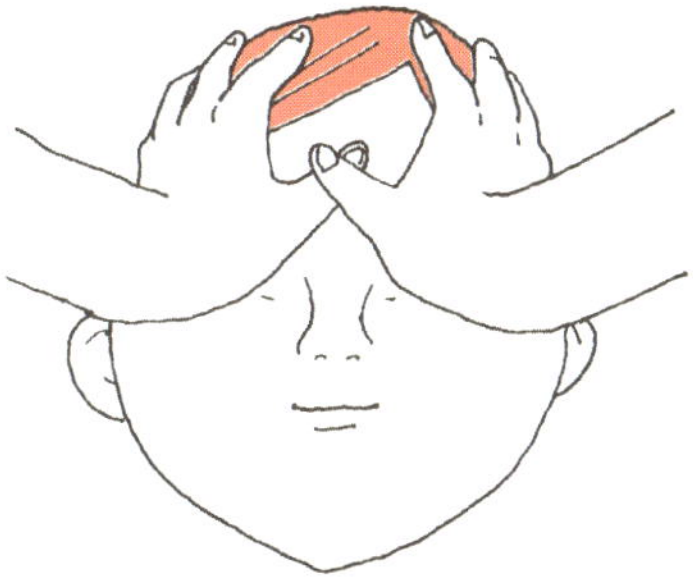

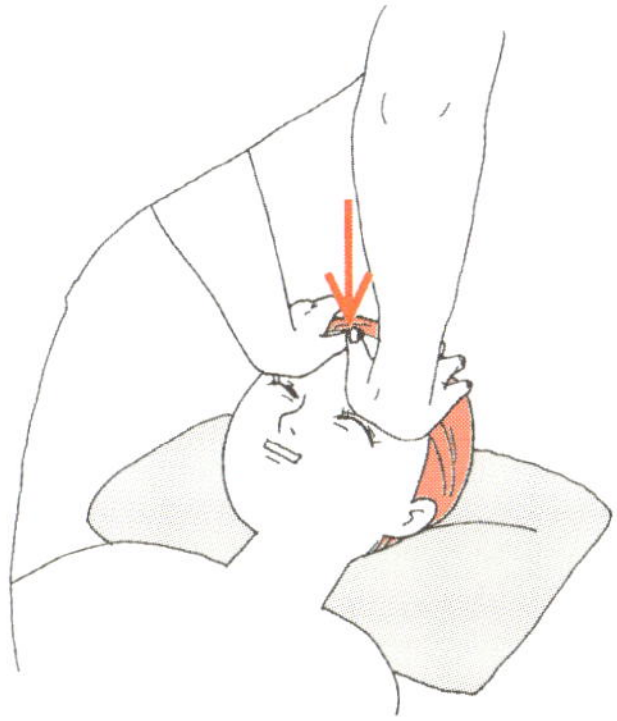

鼻

こんな人に向いてます！

●鼻がつまっている人に

●鼻の低さがコンプレックスになっている人に

鼻骨のふくらみは鼻の通りを悪くしたり、鼻を低く見せるデメリットがある。このポイントをしっかり矯正する。右図の鼻の上部のスポットがポイント。

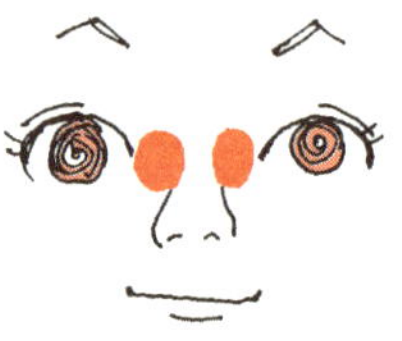

スポット

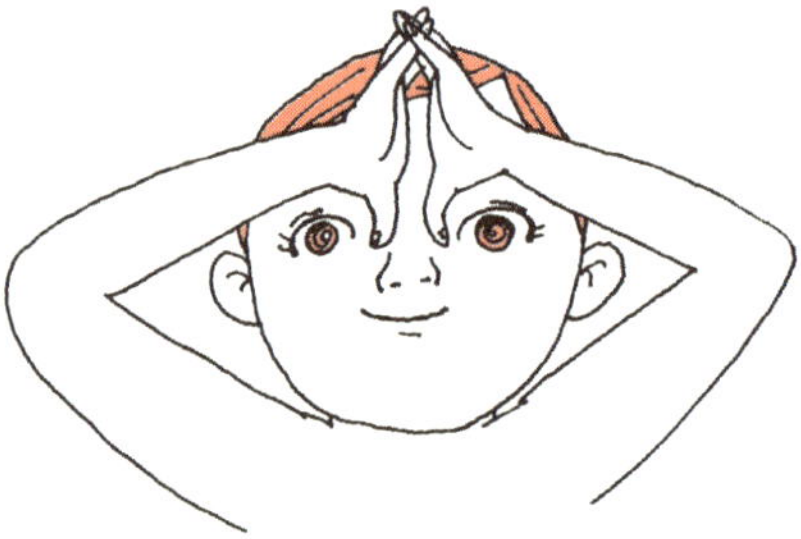

●左右から挟みこんで押す

親指以外の４本の指を組んで、親指を鼻骨のポイントに当てる。左右から挟みこんでグッと押す。自分で痛いと思うぐらい強く押すのがポイント。

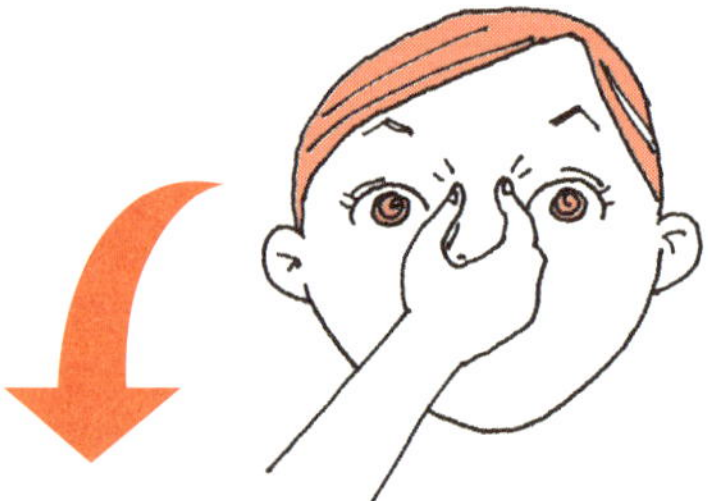

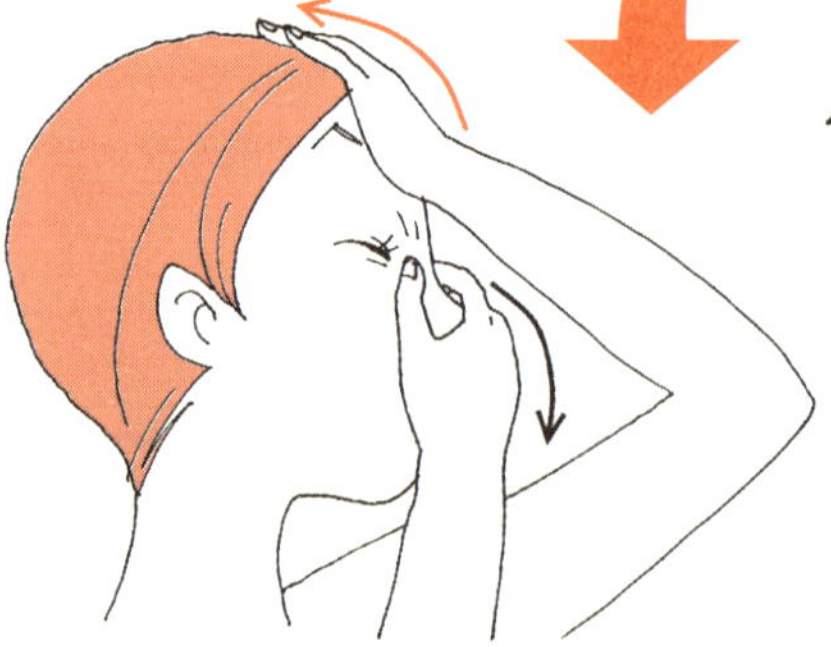

●上下に引っ張る

鼻骨のポイントを親指と人さし指で強くつまむ。もう片方の手のひらのくぼみをおでこの形に沿わせて置く。手のひらのいちばん厚い部分でおでこを押し上げながら、つまんだ鼻骨を下に引っ張る。

頬骨

こんな人に向いてます！

- 老け顔の人に
- 顔がのっぺりして立体感がない人に

頬骨のいちばん出っ張っている部分にてのひらの骨を当てる。このとき指先は下に向けること。指先に力を入れて頬骨をつかむようにして、顔の中心へと押し込める。歯は噛みしめず、口を軽く開けておこなうこと。頬骨が正しい位置におさまり、顔に立体感が出るようになる。また頬骨が前面に出てくることで、若く見える効果も。

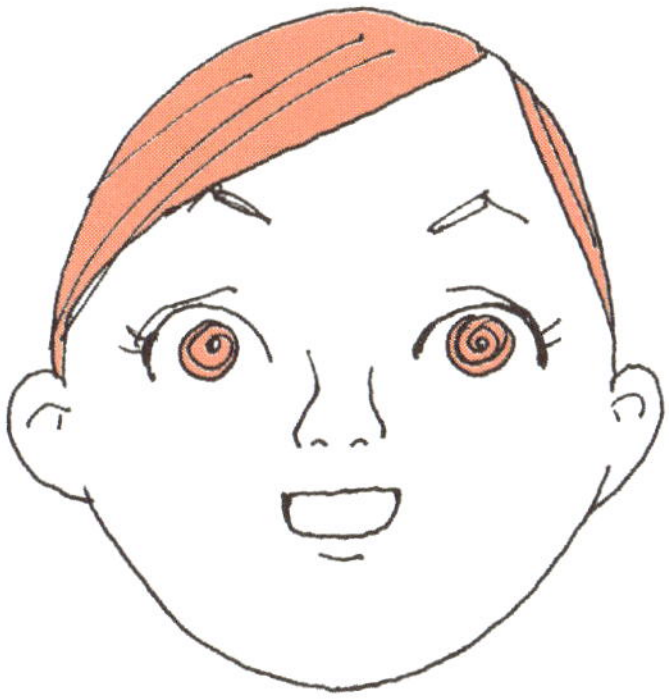

口を軽く開けておこないます

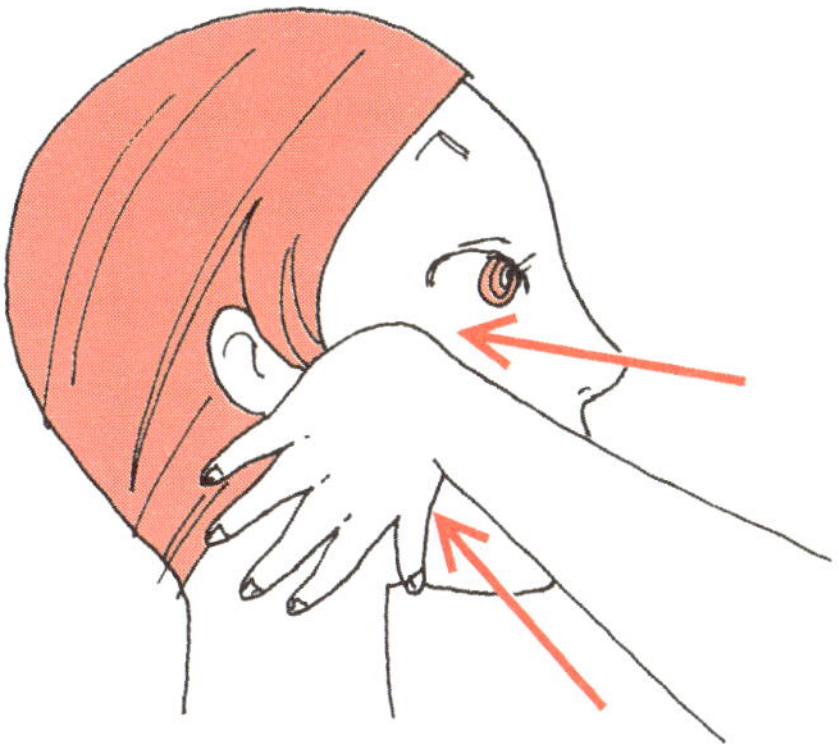

横から見た図

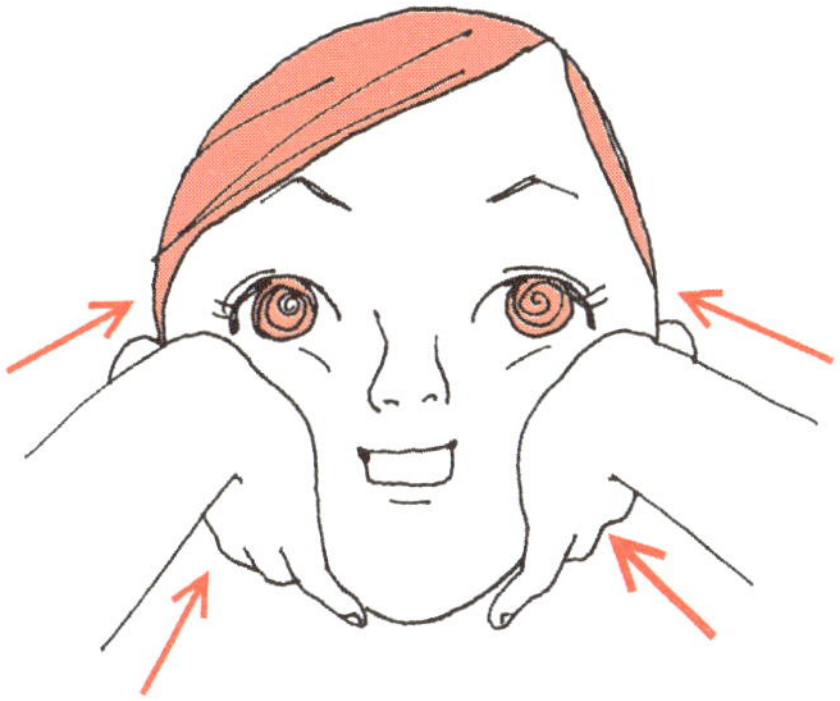

真正面から見た図

えら・あご

こんな人に向いてます！

●二重あごの人に

●えらが外側に張り出している人に

●口元の小ジワに悩む人に

●枕ナシであおむけに寝る

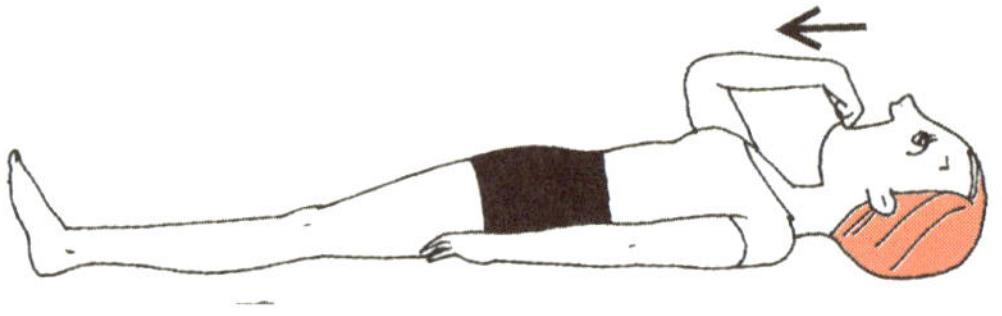

下あごが引っ込んで、あごがないように見える人、二重あごの人はこの矯正でしっかり下あごを出すことが可能。まずは枕ナシであおむけに寝る。立った状態では余計な力が入ってしまうので、リラックスしておこなうべし。

●下あごを２本の指で押し下げる

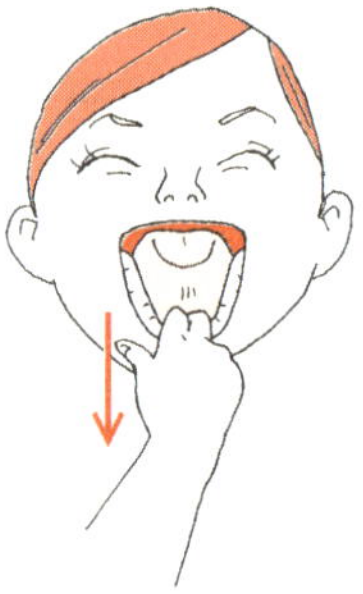

人さし指と中指を口の中に入れ、舌は奥に引っ込める。下あごの歯と骨をぐっと押し下げる。押し下げたら、ほんの少し前へずらすように力を入れる。口元の小ジワが解消するだけでなく、あごのたるみもなくなり、顔の輪郭がシャープに。

99.9％の人が顔に歪みアリ！?

　完璧にシンメトリーな顔の人はいません。左右差があって当然です。これは人間が二足歩行をはじめて以来、99.9％の人が左足を軸足として立つようになったから。左足を軸に体重をかけるため、左側の骨盤が前傾し、バランスをとろうとして自然と骨盤の右側が上がります。なぜ左なのかはわかりませんが、これが顔にも連鎖反応を起こすのです。たとえば鏡を見て右眉のほうが高い位置にありませんか？わかりやすい例は政治家の麻生太郎氏。上唇が右側へ上がっていますよね。根性や性格が悪いと顔が曲がるといわれますが、実は骨盤の左右差が原因なのです。直す方法は骨盤の土台である股関節のバランスを正して、左右差をなくすことです。

ほうれい線

こんな人に向いてます！

- ●年寄り顔の人に
- ●喫煙者に

ほうれい線はもともと顔にあるもの。でも深くなってくると、年齢がプラス10歳に見えてしまう。老け顔というよりは年寄り顔といってもいい見た目に。また、タバコを吸う人は、ほうれい線だけでなく口元のシワも深く刻まれがち。スモーカーズフェイスと呼ばれる喫煙者独特の顔立ちになってくる。コレを解消するには、上あごの矯正が必要。親指を上口蓋《こうがい》（下図参照）に当てて、ぐっと押し上げる。1ヶ所だけでなく、ポイントを少しずつ変え、まんべんなく上口蓋を押し上げて。

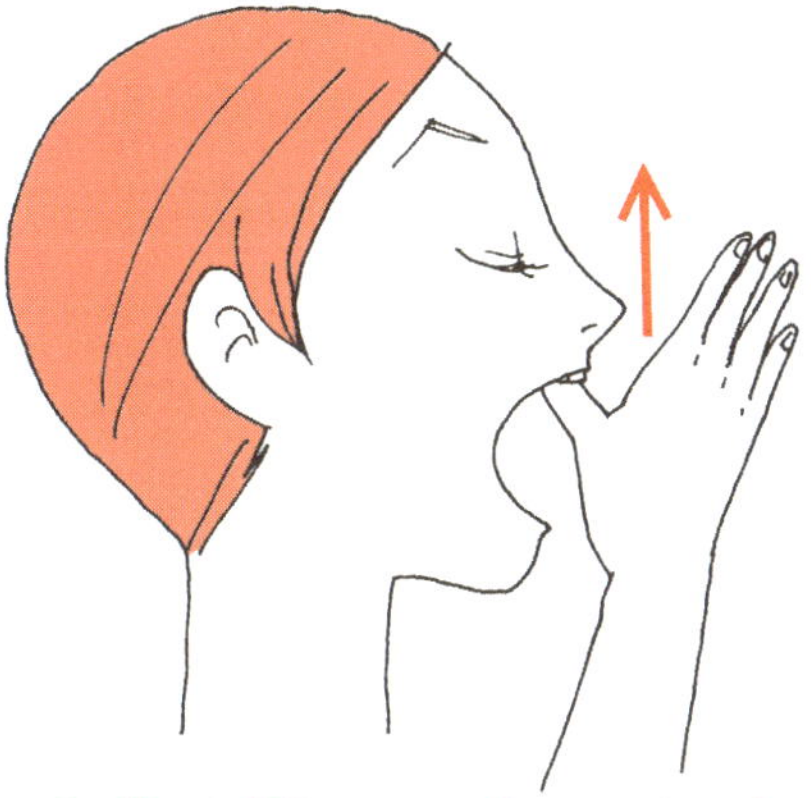

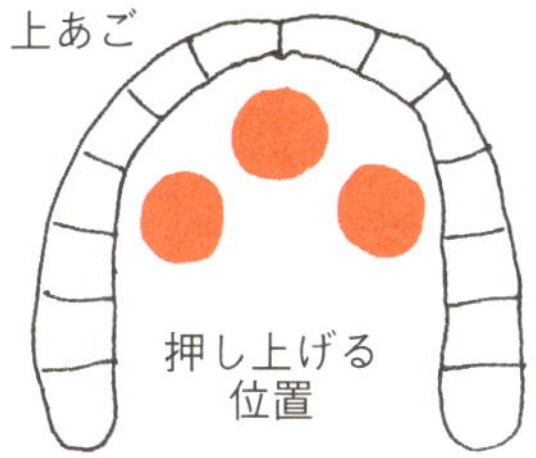

●親指を当てるポイントはココ！

上口蓋とは上の歯に囲まれた部分のこと。親指を当てて、上口蓋全体を均等に押し上げるようにする。

顔が歪む職業がある!?

顔の造作に左右差が出て、歪みやすい職業は、カメラマン、宝石鑑定士、研究者など。片目だけを使い、根をつめて長時間仕事をするからです。職業ではありませんが、射撃選手も同じです（麻生太郎氏はクレー射撃の選手でした）。とはいえ、根をつめて細かい作業を長時間する人は要注意。前のめりになって作業すると、重い頭を首だけで支えるため、頭蓋骨も前方にふくらんでしまうから。まぶたが垂れて目が小さく見えたり、ほうれい線が深くなるのもこのせいなのです。頭蓋骨のふくらみを防ぐには、実は「ハチマキ」が有効です。昔の人は気合を入れるためにハチマキを巻きましたが、現代では美容とアンチエイジングに有効なのです。

口

こんな人に向いてます！
●口が曲がっている人に
●顔がゆがんでいる人に

●左から右へゆがんでいる!?

上下の唇が微妙にずれている人や顔がゆがんでいる人は、首の骨がねじれている可能性大。肩こりや頭痛もひどいのでは？　大半の人はあごや口が左から右へゆがんでいる傾向があるため、それを改善する方法を伝授！　右手は手のひらの骨 (下図参照) をあごに当て、左手は手のひらの骨を頬骨に当てる。

●横方向から力を加える

口を軽く開けて、左右から顔の中心に向かって平行に力を加える。見た目は「ムンクの叫び」。グッと力を入れて、押し込むようにするのがポイント。

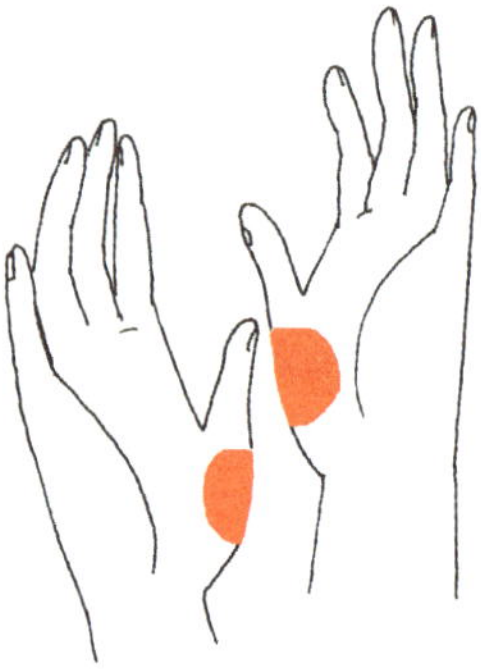

この部分を頬骨に当てる

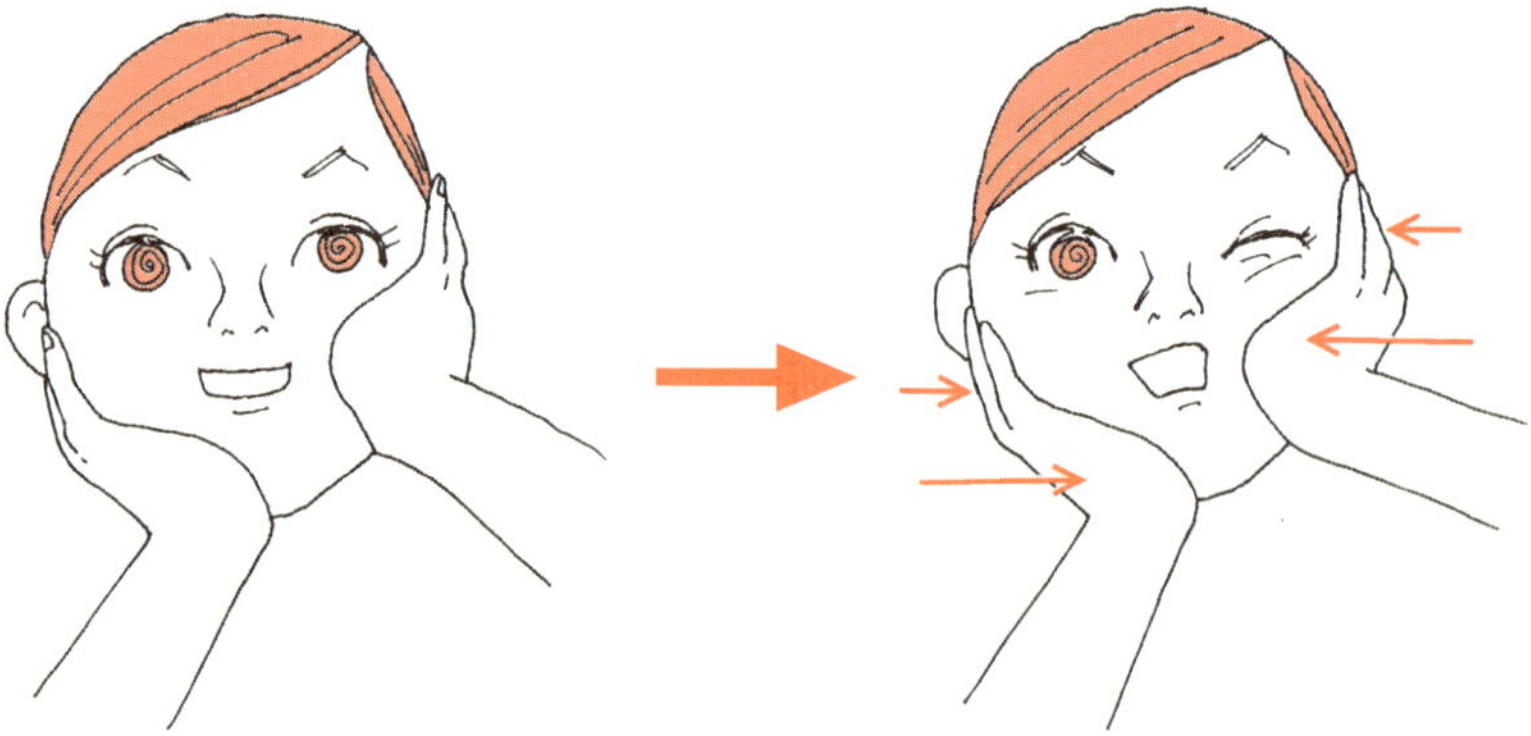

右手はあご、左手は頬骨に

平行に力を加えよう

部位別ストレッチ & エクササイズ編

股関節改善の最終章は、カンタンにできるストレッチとエクササイズです。「めんどうくさいし、続かない」「筋力ないからできない」と愚痴や弱音が聞こえてきそうですが、ご安心を！　ココで紹介するのは超カンタン＆お手軽なものばかりです。基本的には寝たままでできるストレッチやオフィスでもできるエクササイズですから、気負う必要はまったくありません。気持ちがいいと思うもの、毎日の習慣に取り入れられそうなものからはじめてみましょう！

首

こんなとき・こんな人に……

- ●朝起きたとき
- ●夜寝る前に
- ●首のコリがひどいときに

たった７秒間のストレッチ！

自分ではよく眠った〜と思っていても、朝起きたときは首が疲れて緊張しているもの。また、夜は夜で１日の疲れが首に集中……。そんなときにオススメなのが７秒間ストレッチ。目覚めたときに、ふだん使っている枕の上にさらにバスタオルなどを重ねて、首の角度が45度になるようセッティング。

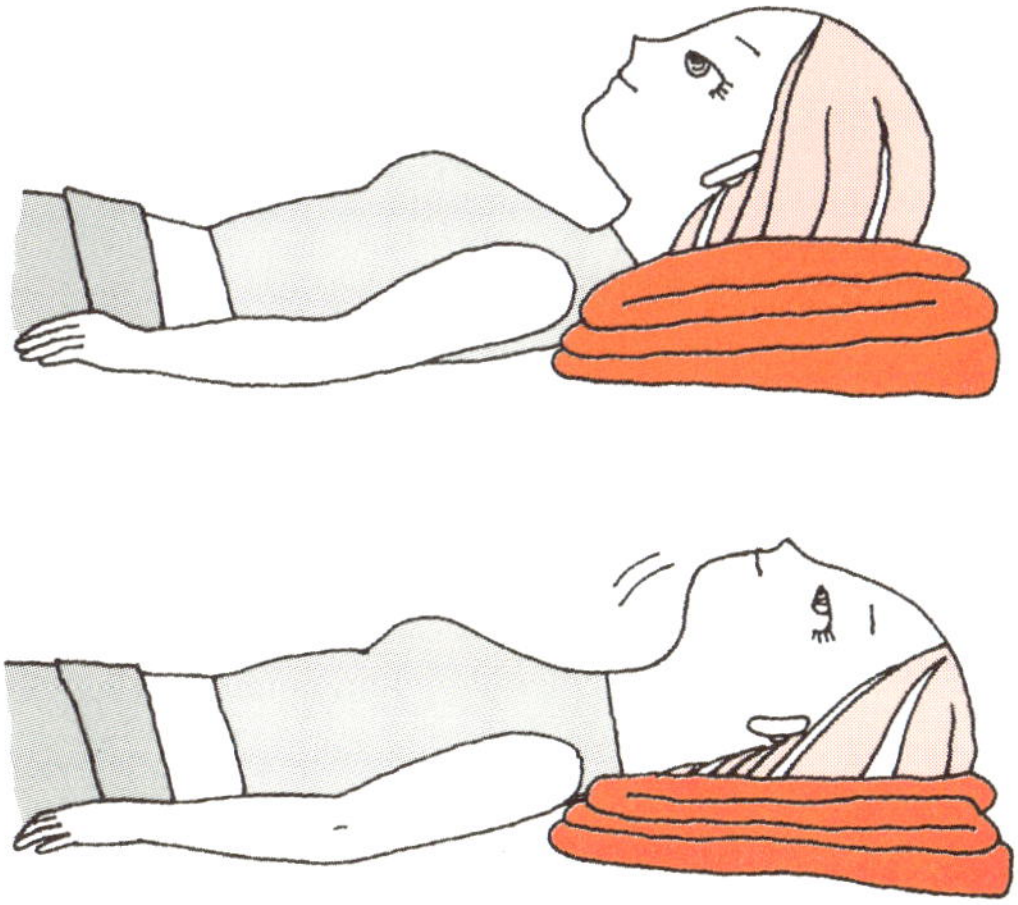

背骨をグーッと反らして胸をはり、後頭部を枕に押し付ける。ゆっくり数えて７秒間。朝晩これをおこなうだけで、首のゆがみやねじれがスッキリ！　PC作業で首と肩がガチガチに固まったときにも有効。

首

こんなとき・こんな人に……

- デスクワークのときに
- 眠気が襲ってきたときに
- 首が回らないときに

イスに座ったままでカンタン！

すべてイスに座っておこなう７秒間ストレッチ。空いている電車のなかでも、会議の休憩中でもトライ！

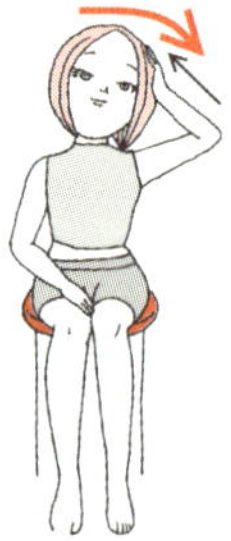

①

イスに座る。左手を耳の上あたりに添え、首を左に倒すように力を入れる。左手はその動きと反発するように頭を倒れないよう押し上げる。７秒間。

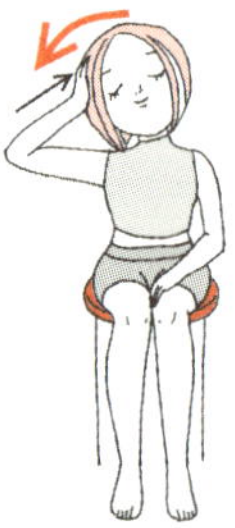

②

今度は右手で支えて、右側に倒す。同じように抵抗して、右手は頭が倒れないように７秒間押し上げる。首からあごにかけての緊張をほぐしてくれるはず！

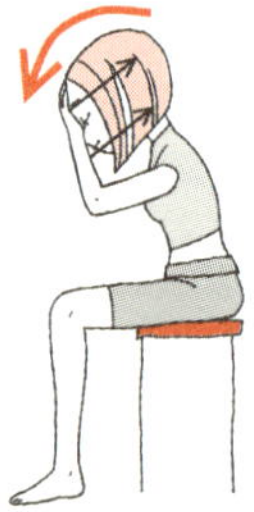

③

左右が終わったら、両手をおでこに当てる。ひじは90度に曲げること。頭を前に倒すよう首をうなだれる。両手は倒れないように反発して押し上げる。これも７秒間。

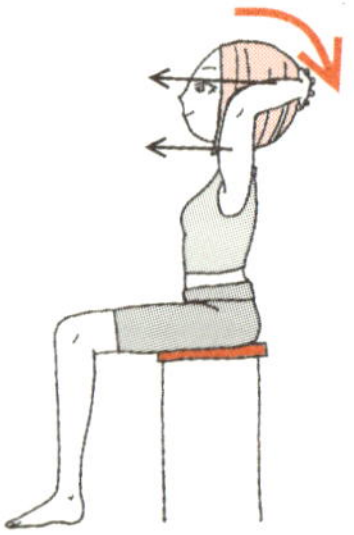

④

今度は両手を頭の後ろで組み、頭を後ろに倒す。首は後ろに倒すが、両手で倒れないように押し戻す。これも７秒間。デスクワークで行き詰まったときは気分転換におこなって！

肩・背骨

こんなとき・こんな人に……
●肩コリがひどいときに
●集中力が散漫なときに
●猫背やモリマンを直したい人に

バスタオル1枚でOK!

●10分間バージョン

肩甲骨《けんこうこつ》の下（イラスト参照）に丸めてロール状にしたバスタオルを入れて、横になる。背骨が伸びて、肩が下がることがポイント。胸郭も開くので、呼吸がラクになる。10分間、横になるだけで背骨がストレッチされ、体が軽くなる。

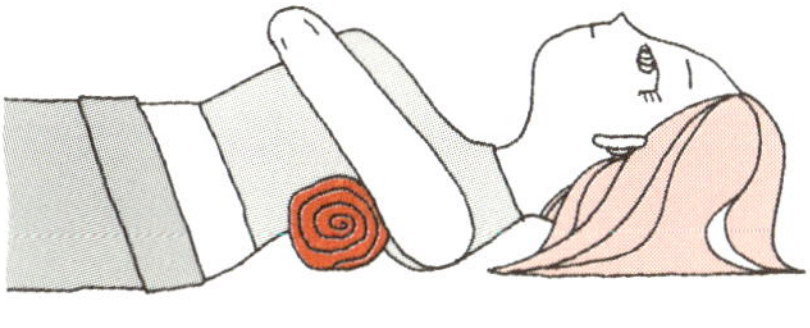

●一晩バージョン

肩のコリや疲れがどうしようもないときにはオールナイトバージョンを！バスタオルを6つ折程度にたたみ、肩甲骨から腰の部分に当たるように敷く。その上に一晩寝るだけ。呼吸がラクになるのでなかなか寝つけない人にもオススメ。

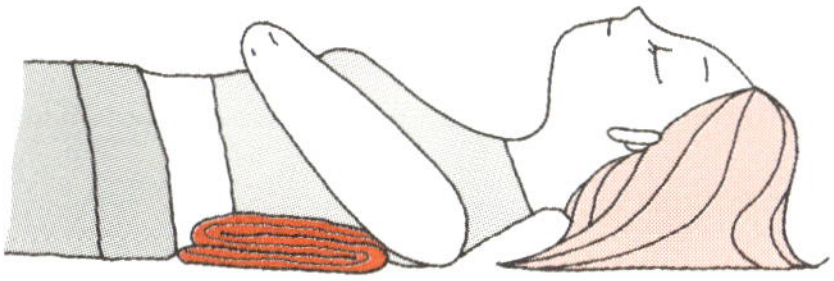

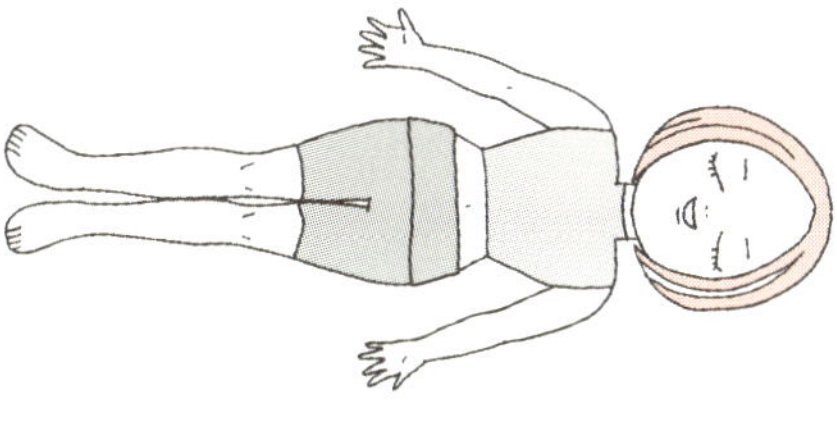

●ココがポイント！ 手のひらは上に向けて

このふたつのストレッチは、手のひらを上に向けておこなうこと。実は手のひらを上に向けるだけで、胸郭がより開きやすくなり、呼吸しやすくなる。鼻づまりなどで眠れないときにやってみよう。

恥骨

こんなとき・こんな人に……

●モリマンがコンプレックスの人に
●下腹部のたぷたぷしたお肉が気になる人に
●ジーンズをキレイに着こなしたい人に

10分で恥骨が引っ込む!?

骨盤の角度を変える10分間ストレッチ。大きめのバスタオルを硬めに丸めて、仙骨の下に入れる。仙骨はお尻の割れ目あたりで、背骨の突端の部分。これで10分間あおむけで寝るだけ。腰のくぼみではなく、お尻の下に敷くのがポイント。

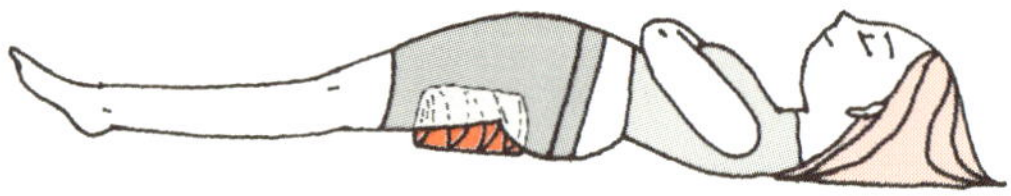

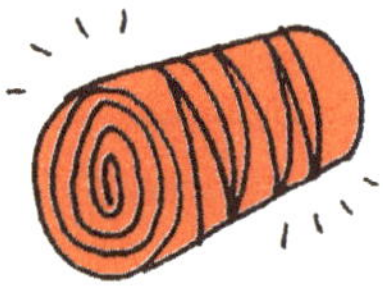

ココで使うバスタオルは硬く丸めて、ゴムなどで縛っておくと理想的。バスタオルをまず2つ折りにし、さらに3つ折りにして、それから丸める。かなり硬め・小さめにぎゅっと縛るのがベスト。

今度はうつぶせに寝る。丸めたバスタオルを恥骨に当てて、10分間。これで骨盤の角度を矯正でき、恥骨の角度が修正できる。モリマンや下腹部の肉が気になって、ジーンズをはけなかった人は、毎日10分間ずつで恥骨も劇的にチェンジ!

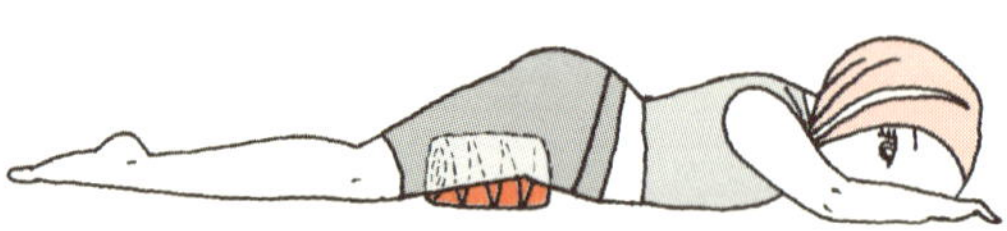

ヒザ

こんなとき・こんな人に……

- ●ヒザがぽっこり突き出た人に
- ●ヒザの上の肉のダブつきが気になる人に
- ●メリハリのないサザエさん脚の人に

段差を利用してふくらはぎをストレッチ！

階段や縁石を利用して、あるいは家のなかの雑誌や電話帳を重ねて利用する、ふくらはぎのストレッチ。ヒザまわりに自信がない人はこれを続けて、美ヒザになろう！

①

20～30cm くらいの段差があるところで、土踏まずの部分で立つようにする。

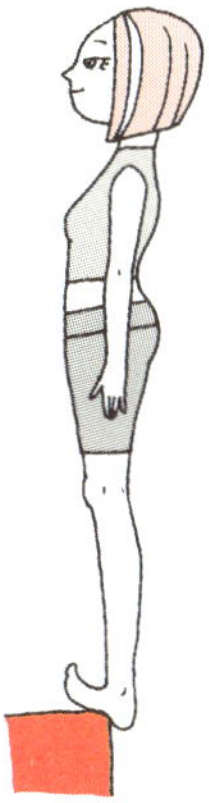

②

土踏まずで立っているだけでふくらはぎはすでにストレッチされているが、さらに負荷をかけてみよう。バランスをとりながら、両手をあげてバンザイ５～10秒間。

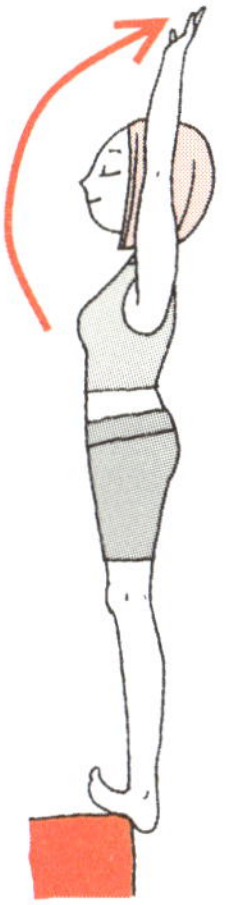

③

今度は、左ヒザをほんの少しだけ曲げて、左手で右のつま先を触るようにする。ちょっとキツイが、左ヒザはあまり大きく曲げないように。右のふくらはぎがピーンと伸びるのを感じて。左右同様に、２～３セットおこなう。

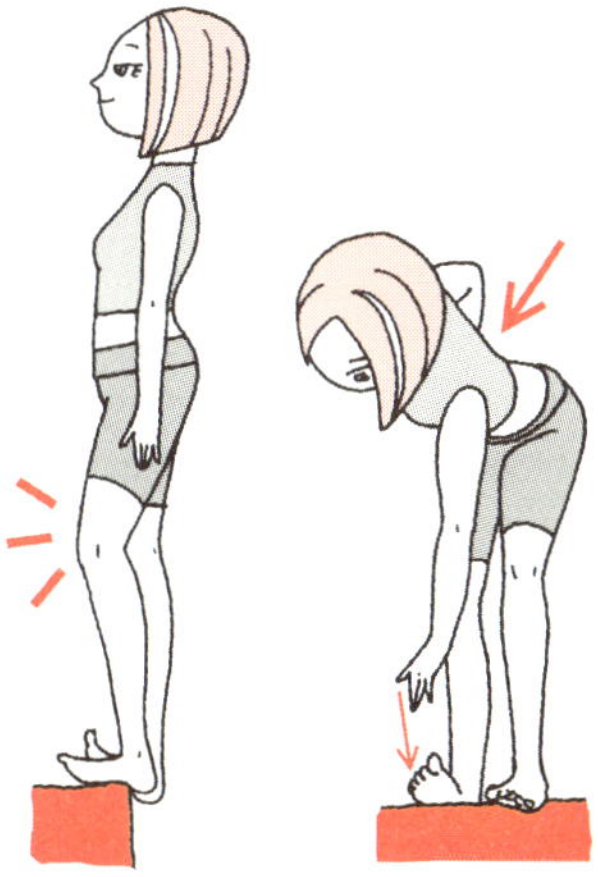

太もも

こんなとき・こんな人に……

- ●太ももが太くてタイトスカートがはけない人に
- ●脚がぱっくり開きがちの人に
- ●脱ぐと予想以上に太ももが太い人に

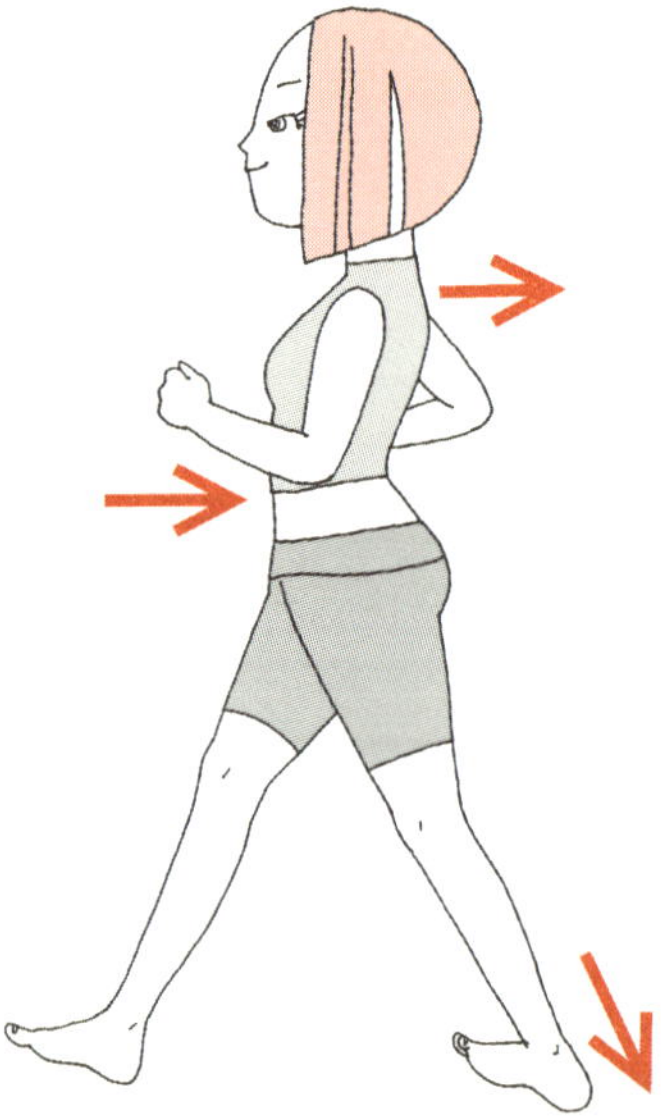

たった8歩！
エイトバックウォーク

文字通り、8 歩後ろ向きに歩くだけのエクササイズ。ポイントは大股で歩き、かかとから着地するように歩くこと。たった8 歩でも、太もも内側の筋肉を使っていることを意識できるはず。また、ふくらはぎがスッキリ伸びるのもこのエクササイズの特長。8 歩だけなので、狭い部屋のなかでもできる！

ふだん使うことが少ない内転筋（太もも内側の筋肉）を刺激することで、股関節の開きを防ぐ効果がある。ふくらはぎもいつもと違う動きで、しっかりストレッチできる。

悪循環コラム

すべての悲劇は股関節からはじまっている！

股関節が開く → 背骨が後ろに突き出て曲がる → 猫背 → 胸郭が閉じる → 呼吸が浅くなる → 酸素摂取量が減る → 集中力低下・不眠

股関節が開く → 下腹部ポッコリ → メタボ腹

背骨が後ろに突き出て曲がる → 恥骨が突き出る → モリマン

股関節

こんなとき・こんな人に……
- 朝起きたとき・夜寝る前に
- この本を読んでいる女性に！
- やせてキレイになりたいすべての人に！

ヒップアップにも有効！　股関節ブリッジ

あおむけに寝て、両手のひらを床につける。両ヒザは軽く曲げて、つま先はまっすぐ前を。両手とつま先が平行になるように留意して。

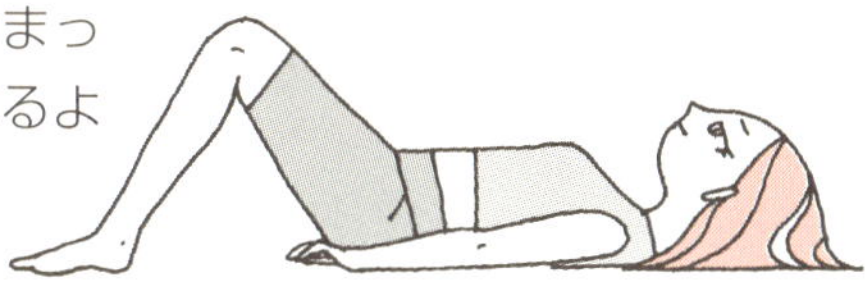

両手で支えながら、お尻を上げる。上半身と太ももは一直線になる程度まで上げるべし。15 ～ 30 秒上げたままにして、同じ程度下ろして休む。これを 2 ～ 3 セット繰り返す。

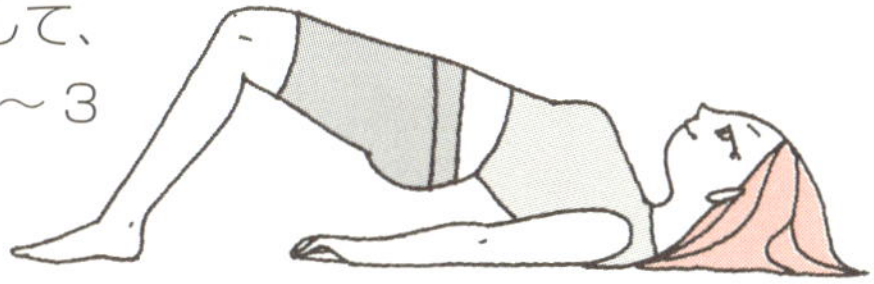

しなやかな美脚のための逆自転車こぎ

あおむけに寝て、ヒザは伸ばしきる。足首を 90 度のままキープ。自転車をこぐ動作と逆の回転で蹴り出す。両足を床につけないよう、まずは 10 回こぐ。続けられるようになったら、50 ～ 100 回こぐのを目標に！

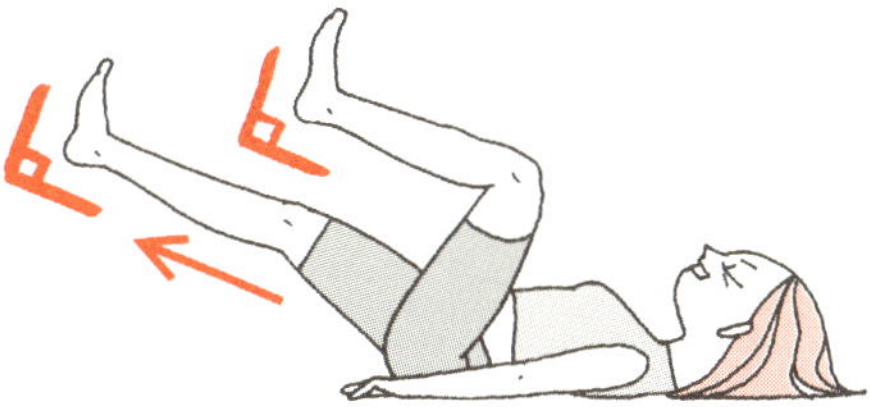

事件は会議室で起きているのではない。股関節で起きている！　見た目に悪影響を及ぼすだけでなく、呼吸が浅くなることによって、不眠や集中力低下なども起こってしまう。なんだかイライラするときも、その震源地はもしかしたら股関節にあるのかも……。気づいたときには股関節ストレッチを！

股関節

長めのタオルやベルト、ひも、エクササイズ用のゴムバンドなどを使っておこなうエクササイズ。骨盤のゆがみや前後左右のずれを正すだけでなく、お尻や太もも裏側の筋肉にも働きかけ、いっぺんで調整が可能な万能エクササイズ。カンタンそうに見えるが、実は効き目も痛さも超ハード！　心しておこなうべし。

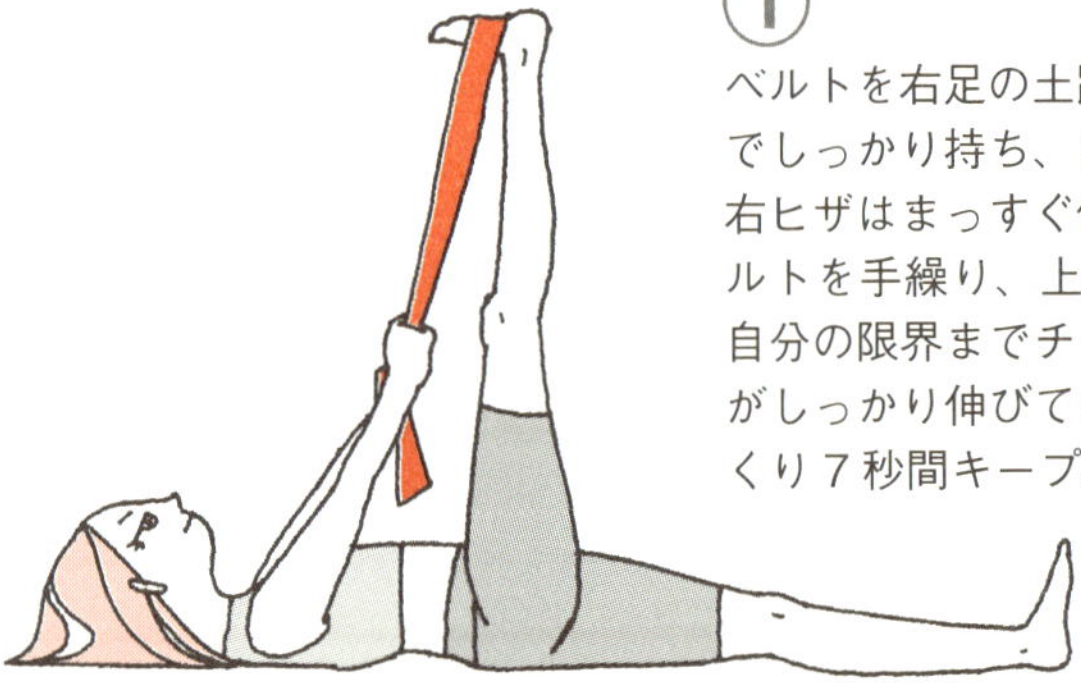

①

ベルトを右足の土踏まずにひっかけて、両手でしっかり持ち、あおむけに寝る。

右ヒザはまっすぐ伸ばしたままで、両手でベルトを手繰り、上半身のほうへ引き寄せる。自分の限界までチャレンジして、太ももの裏がしっかり伸びているのを確認したら、ゆっくり７秒間キープ。

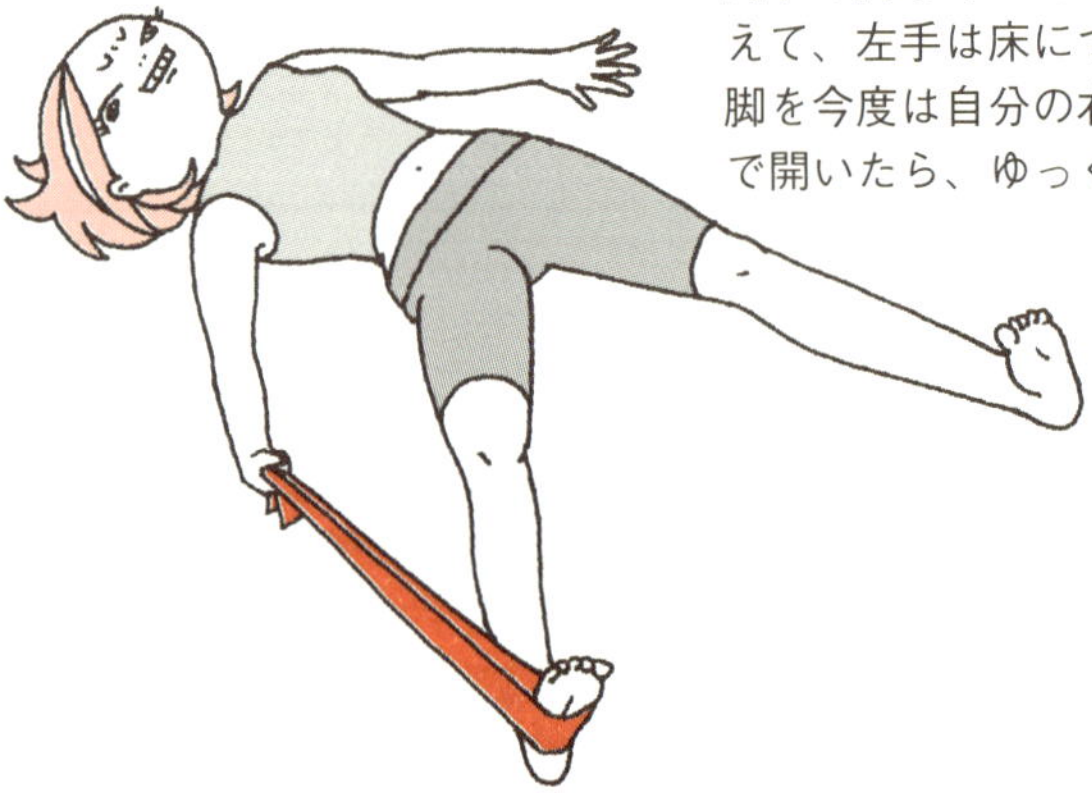

②

両手で持っていたベルトを右手だけに持ち換えて、左手は床につける。上に上げていた右脚を今度は自分の右側に倒していく。限界まで開いたら、ゆっくり７秒間キープ。

③
右脚をゆっくり上に上げて、今度はベルトを左手に持ち換えて、左側に倒していく。右手は床につけて。限界まで倒したら、ゆっくり７秒間キープ。右太ももの裏側がしっかり伸びているのを感じよう。右脚を上に戻したら、今度は左足で同様におこなう。

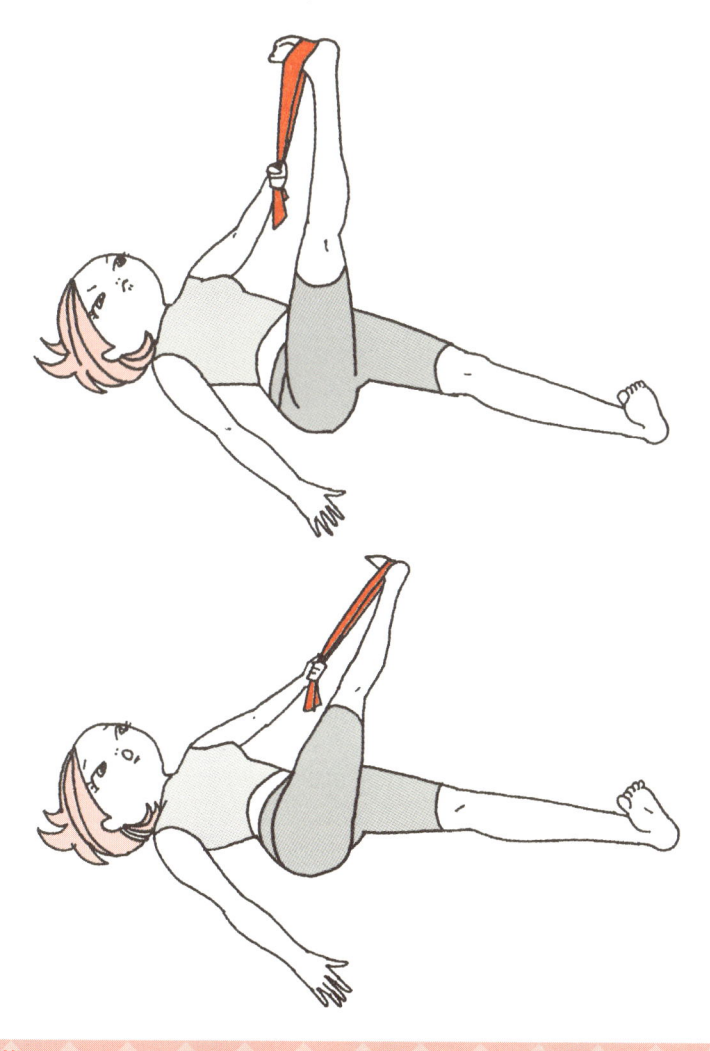

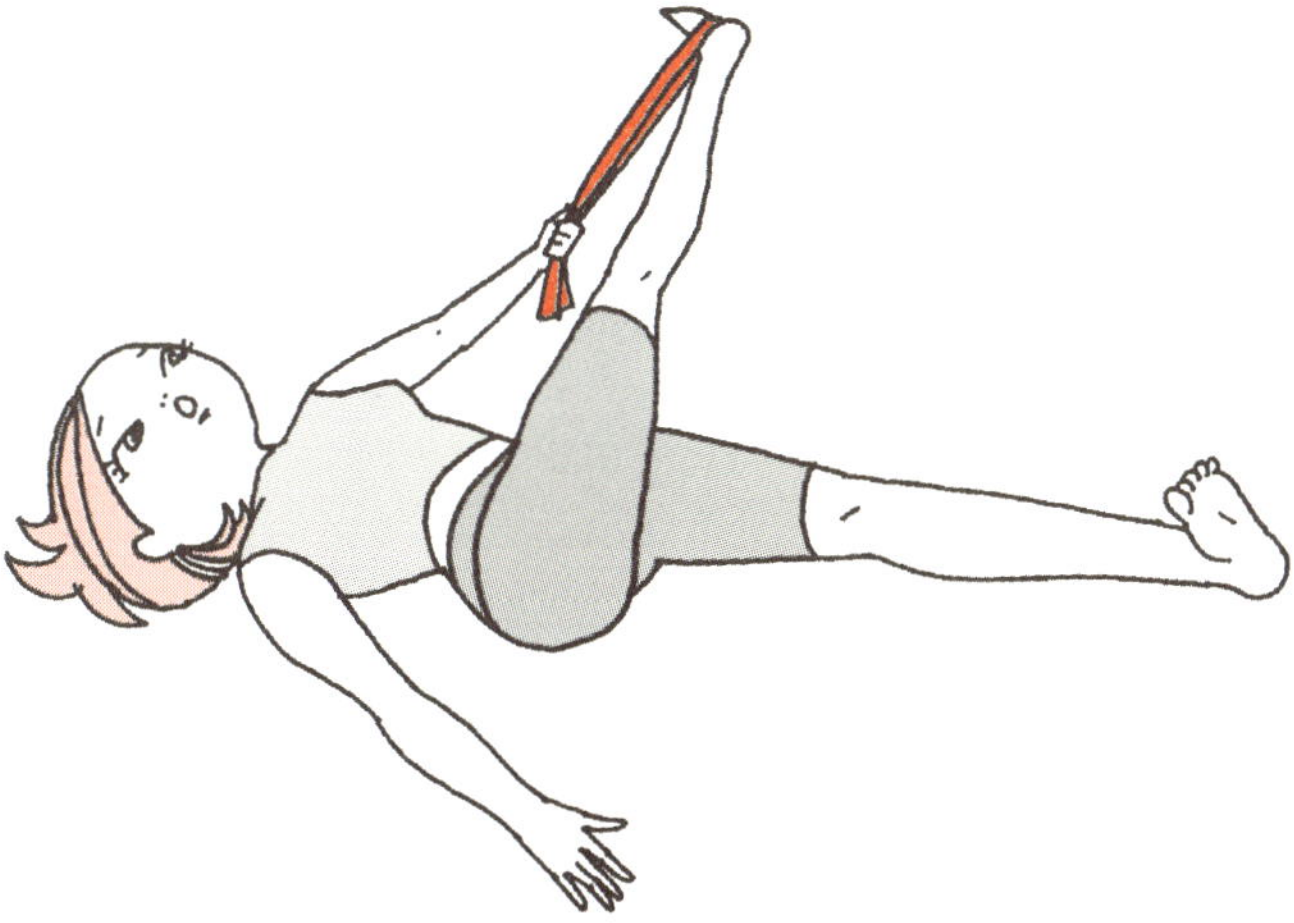

股関節

寝たままでOK
股関節クローズエクササイズ

股関節を締めるだけでなく、太ももからお尻にかけて引き締める効果もバツグン。朝晩おこなえば、1ヶ月で美脚も夢じゃない！

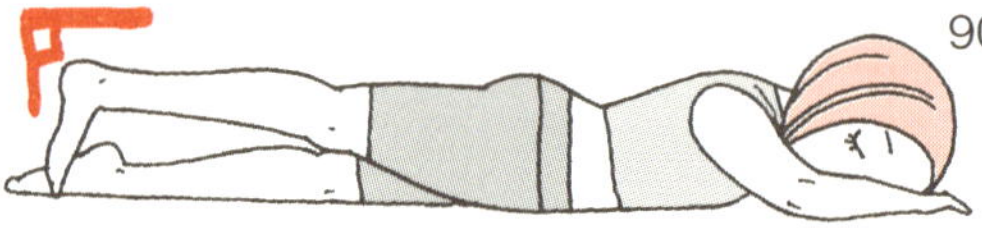

①
うつぶせに寝て、左右のかかとを90度に保つ。

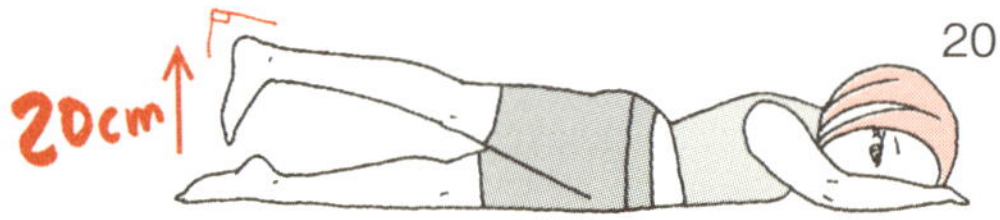

②
右脚を20センチ真上に上げる。このとき注意したいのは上げすぎないこと。上げすぎると、これ以降の動作がうまくできなくなる。あくまで20センチを目安に！

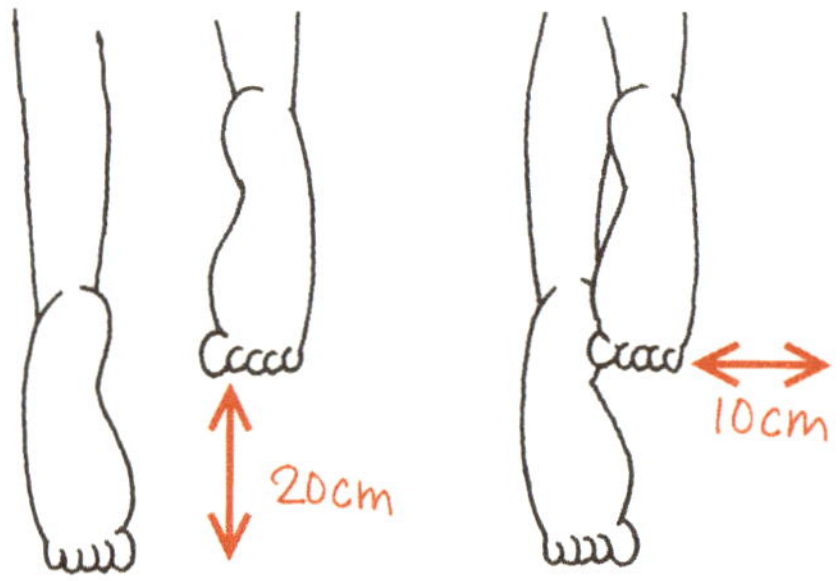

③
上げた右脚を10センチ内側にずらす。これもほんの10センチでOK。ちょっとキツイけど15秒間キープ！これを左右同じように2セットおこなう。

股関節引き締めの決定版！
10秒クローズ

毎日おこなうだけでなく、セックスの後におこなうと、股関節に締めグセをつけてくれるスグレモノ。たった10秒間でも、これをおこなうのとおこなわないのでは天地の差が！　アフターセックスのエクササイズとして、普段の生活に取り入れてみては。

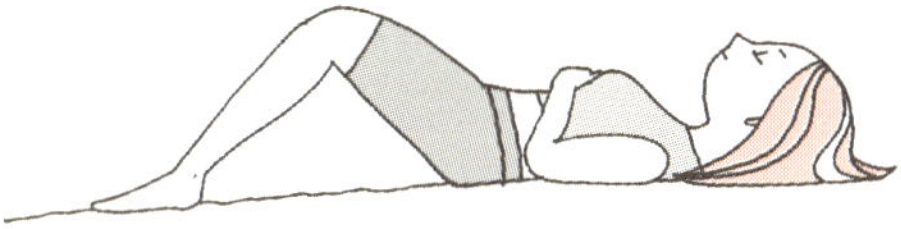

①
ヒザを立てて、あおむけに寝る。両手は胸の上に置き、リラックス。

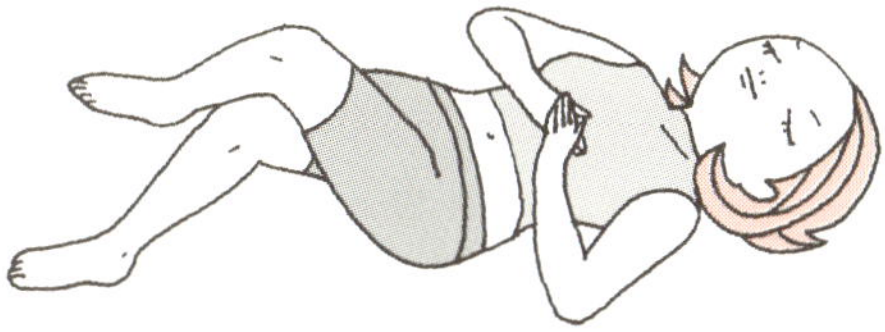

②
左足のつまさきやかかとは床につけたままで、右脚を組む。

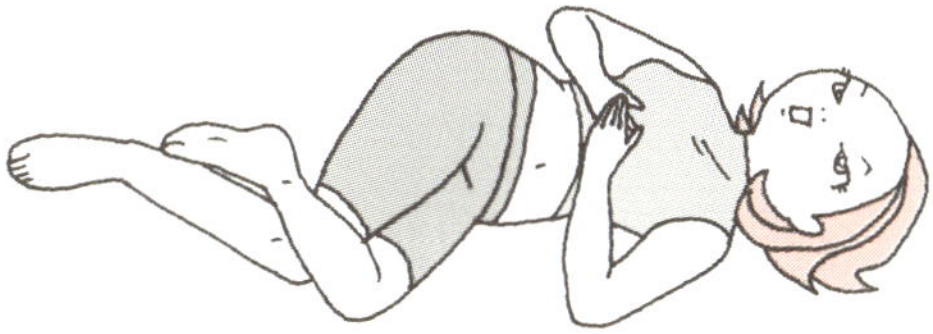

③
組んだ脚の側へ下半身を倒し、10秒間キープ。逆も同様におこなう。

究極の股関節ストレッチ!?

股関節や骨盤にとって、どんな姿勢がいいのか……？　股関節が締まっていた昔の日本人の生活を振り返ってみよう。床掃除をするときは四つばいで雑巾がけなど、いわゆる「ハイハイ」という行為が多かったのです。実はこのハイハイは、腰痛予防の姿勢であり、股関節や骨盤が開くのを防ぐ体位。ということで、家のなかではできるだけハイハイしよう！立って歩くところをたまにはハイハイで進んでみる。意外なことに、これで股関節がカンタンに引き締まるんです！

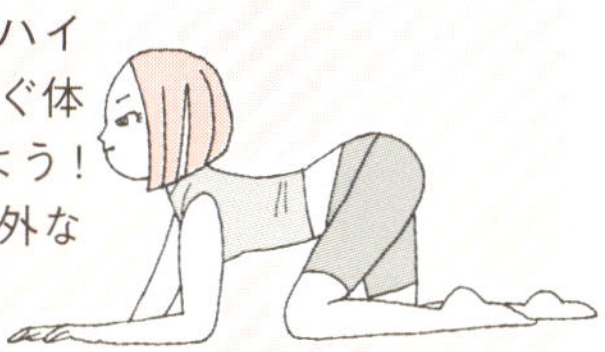

足首

こんなとき・こんな人に……

●すらっとしたまっすぐ脚がほしい人に
●歩くと疲れやすい人に
●とにかく足が冷える人に

足首矯正 基本ストレッチ

意外と軽視しがちなのが足首。スポーツ選手も足首のストレッチには30分以上時間をかけるといわれるほど、足首は運動のかなめでもある。また、足裏にはたくさんのツボがあるので、足首を入念にストレッチすることで、これらのツボも刺激され、全身の血行がよくなる。冷え性の女子はとにかく足首をぐりんぐりん回すべし！

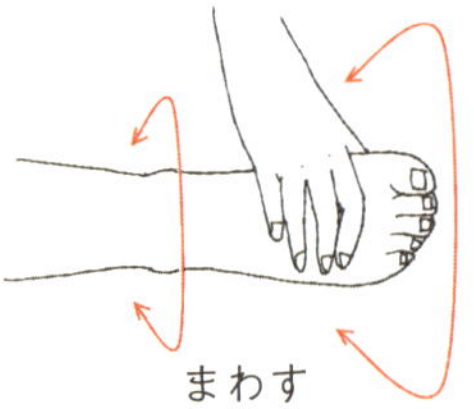
まわす

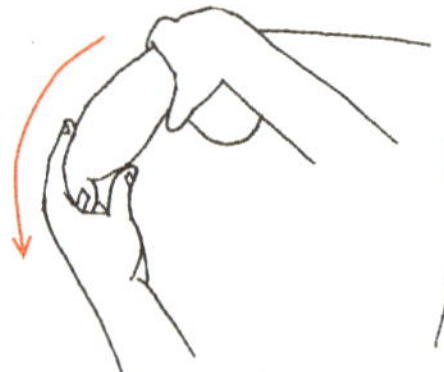
曲げる

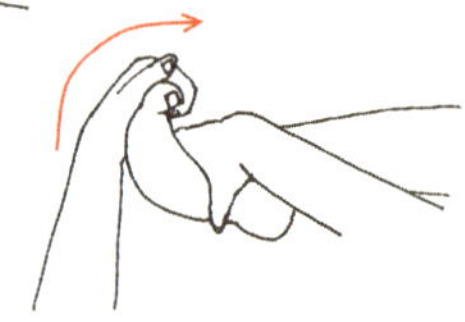
そらす

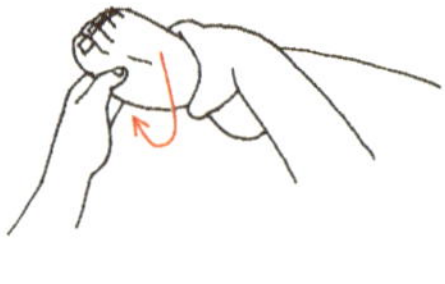
ねじる

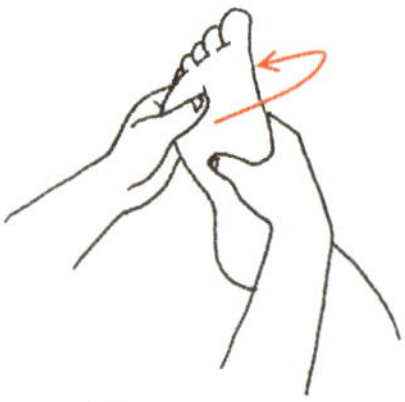
逆にねじる

①

イスに座って、右足首を左ヒザの上に乗せる。左手で足首をよく回す。テレビを観ながらでもいいので、できるだけしっかり回す。10分以上時間をかけてもOK。同じ方向だけでなく、逆にも同じくらい回すこと。左足首も同様におこなう。

②

右手でかかとをおさえ、左手でつま先をもち、足の指をそらす。一方向だけでなく、逆にも曲げるのを忘れないで。左の足も同様におこなう。

③

左手でつま先を握り、左右にひねりを加える。気持ちいいという程度でOK。足首ストレッチをしているうちに、下半身が温かくなってくるのを感じるはず。寒い日は特に念入りに。朝出かける前におこなうと、疲れにくく冷えにくい脚を作れます。

足首矯正 応用編 正座ストレッチ

股関節が開いていると、足首は内側にねじれてしまう。これを矯正するためにおこなうのが正座ストレッチ。準備するのは幅の太いベルト。ひもでも OK だが、あまり細いと血流を止めてしまうおそれがあるので、できるだけ幅広のモノを用意して！

①
正座する。つまさきは平行にそろえること。足のしびれ防止に、つまさきを重ねる正座もあるが、このストレッチでは NG。つま先が重ならないように正座して。

②
ベルトで太ももの部分をしっかり縛る。肉がはみ出てうっ血するほど縛る必要はナシ。縛った脚がずれない程度に。

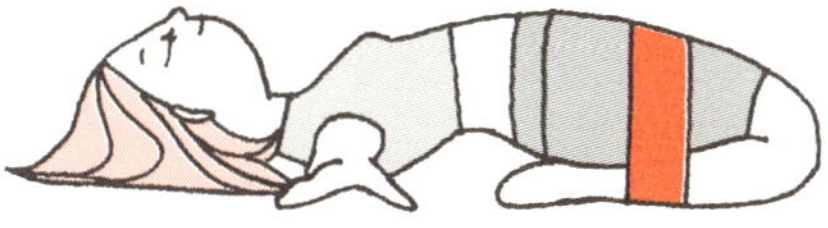

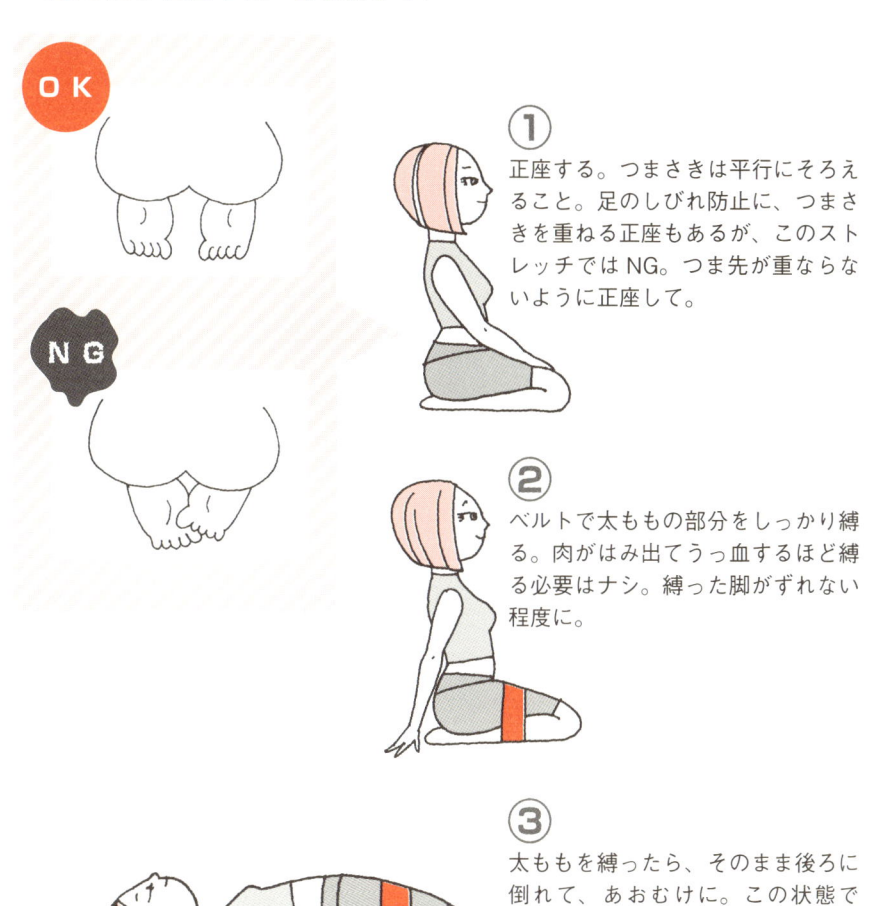

③
太ももを縛ったら、そのまま後ろに倒れて、あおむけに。この状態で 10 分キープ。足首のねじれを修正し、股関節も同時に引き締めてくれる。

メタボ天使 クニちゃんの日常

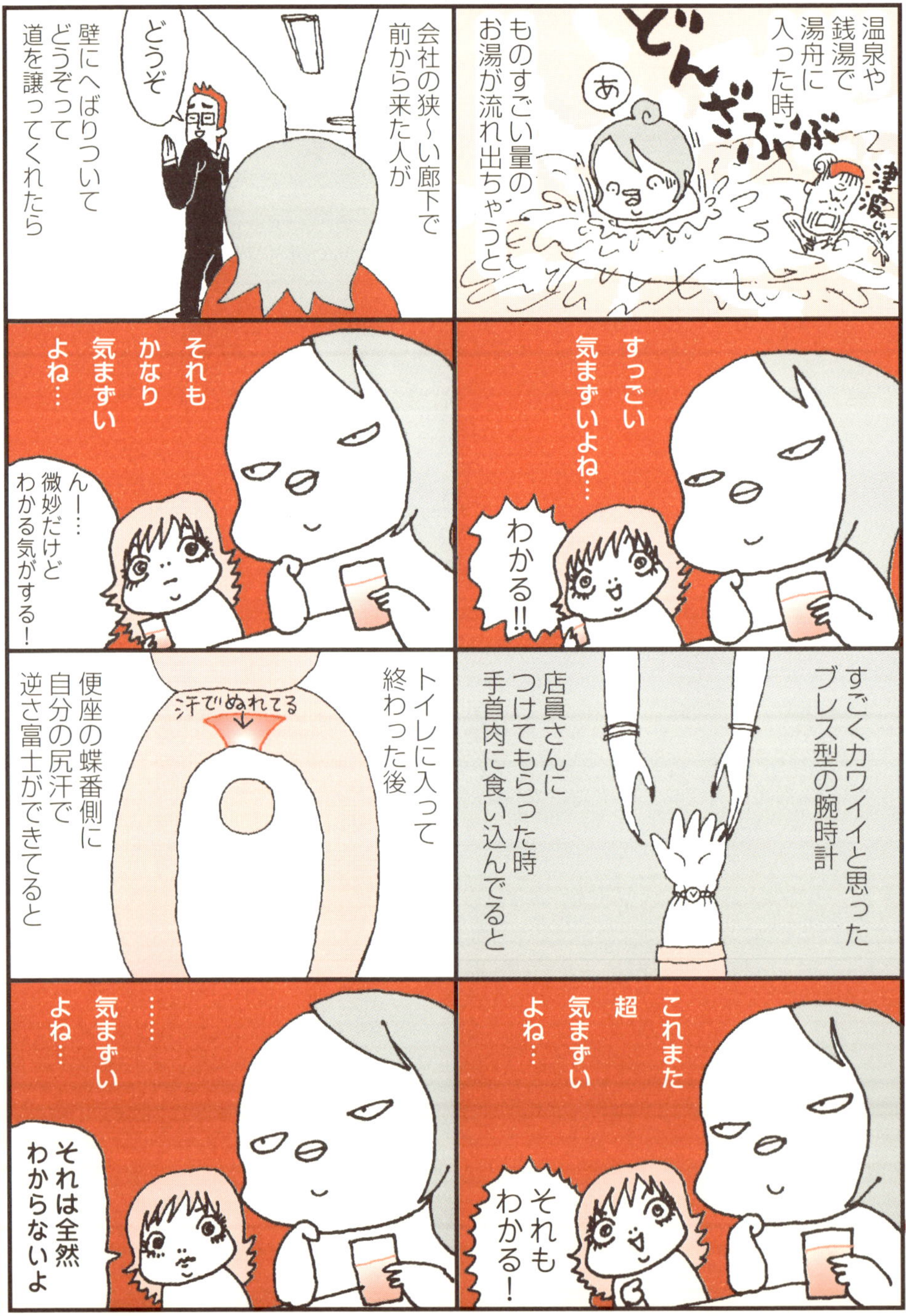
温泉や銭湯で湯舟に入った時
どん
ざぶぶ
あ
津波じゃ
ものすごい量のお湯が流れ出ちゃうと
すっごい気まずいよね…
わかる!!
すごくカワイイと思ったブレス型の腕時計
店員さんにつけてもらった時手首肉に食い込んでると
これまた超気まずいよね…
それもわかる!
会社の狭～い廊下で前から来た人が
どうぞ
壁にへばりついてどうぞって道を譲ってくれたら
それもかなり気まずいよね…
んー…微妙だけどわかる気がする!
トイレに入って終わった後
汗でぬれてる
便座の蝶番側に自分の尻汗で逆さ富士ができてると
……気まずいよね…
それは全然わからないよ

メタボ天使 クニちゃんの日常

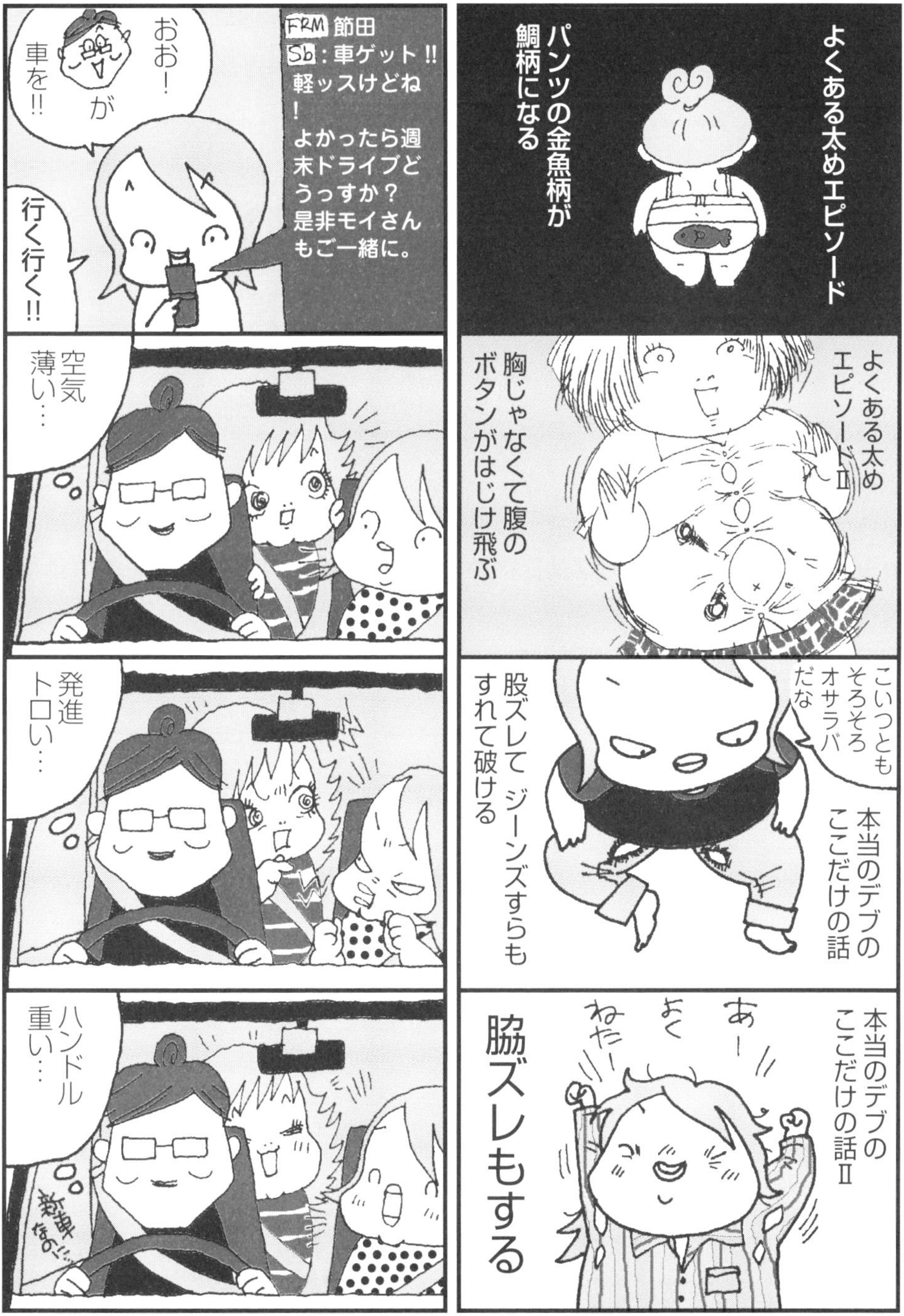
よくある太めエピソード
パンツの金魚柄が鯛柄になる
よくある太めエピソードⅡ
胸じゃなくて腹のボタンがはじけ飛ぶ
本当のデブのここだけの話
こいつともそろそろオサラバだな
股ズレて ジーンズすらもすれて破ける
本当のデブのここだけの話Ⅱ
あーよくねた！
脇ズレもする
FRM 節田
Sb：車ゲット!! 軽ッスけどね！
よかったら週末ドライブどうっすか？
是非モイさんもご一緒に。
おお！ が車を!!
行く行く!!
空気薄い…
発進トロい…
ハンドル重い…
新車なのに…

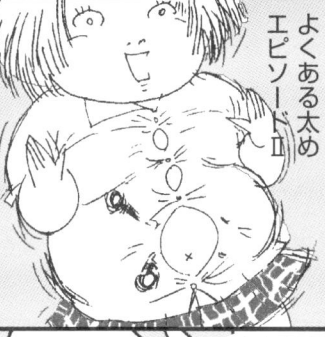

メタボ天使 クニちゃんの日常

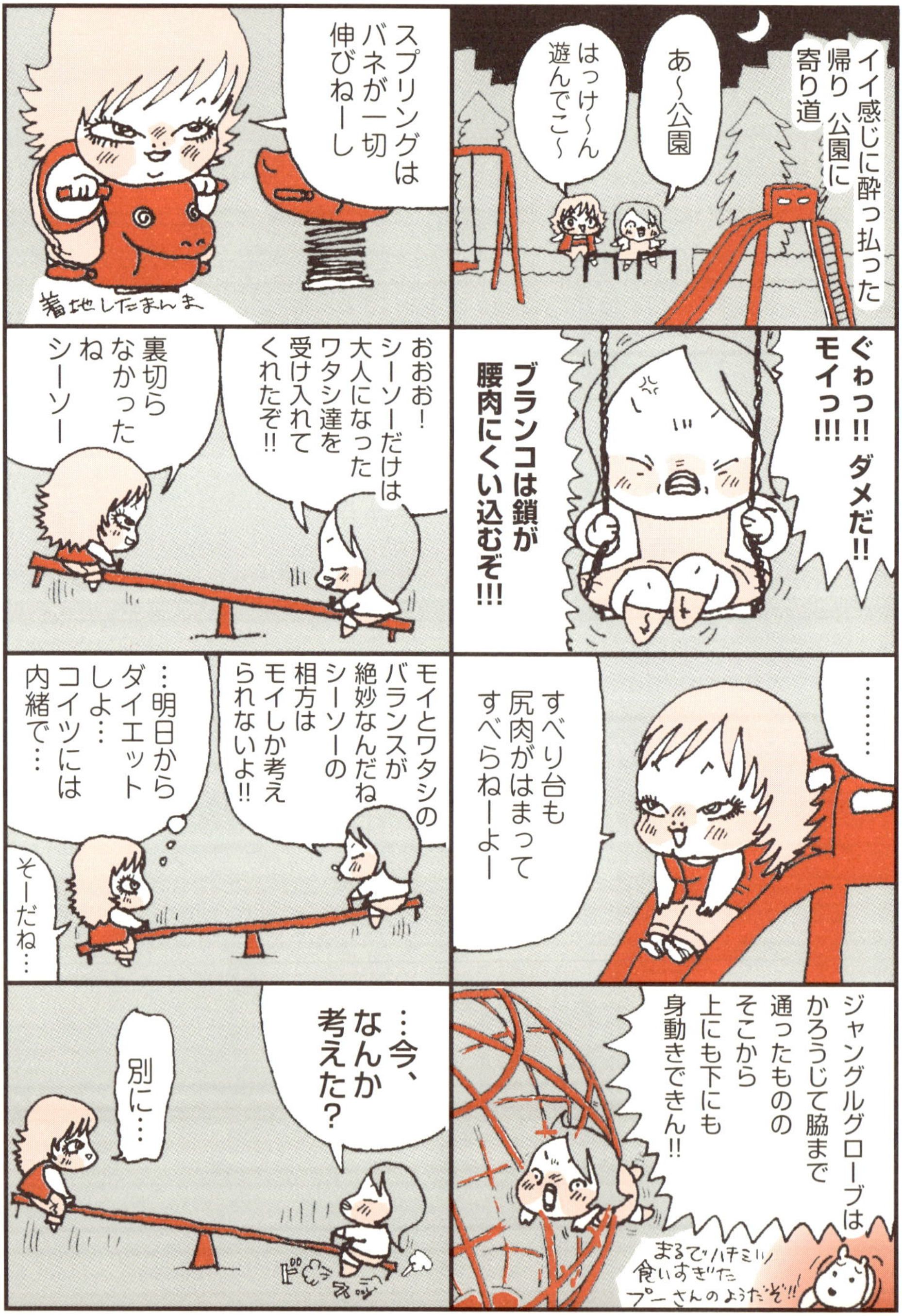

イイ感じに酔っ払った帰り 公園に寄り道
あ〜公園
はっけ〜ん遊んでこ〜
ぐわっ!! ダメだ!! モイっ!!!
ブランコは鎖が腰肉にくい込むぞ!!!
………
すべり台も尻肉がはまってすべらねーよー
ジャングルグローブはかろうじて脇まで通ったもののそこから上にも下にも身動きできん!!
まるでハチミツ食いすぎたプーさんのようだぞ!!
スプリングはバネが一切伸びねーし
着地したまんま
おおお! シーソーだけは大人になったワタシ達を受け入れてくれたぞ!!
裏切らなかったね シーソー
モイとワタシのバランスが絶妙なんだね シーソーの相方はモイしか考えられないよ!!
…明日からダイエットしよ… コイツには内緒で…
そーだね…
…今、なんか考えた?
別に…

4章

手に入るのは
キレイだけじゃない！

現代人のベースはX脚だった！

私がなぜ股関節に着目し、美容と健康のためのメソッドを確立したのか。それは私の体型の特徴と、これまでの経験に基づいています。股関節メソッドができるまでの約20年にわたるヒストリーをかいつまんでお話ししましょう。

私は幼いころから柔道でオリンピックを目指していました。柔道は筋力や精神力はもちろん、カラダの柔軟性も重要なスポーツです。その柔軟性を高めるために、柔道では準備運動で「股割り」をします。これは両脚を１８０度に開き、後ろから背中を無理に押される運動です。柔道は体育会系のスポーツですから、痛かろうがおかまいなしにぐいぐいと押してきます。そのせいで、高校生のときに腰を痛めてしまったのです。

それ以降の選手生活は、腰の不具合との闘いでした。医師に診せても一向に治らず、25歳で現役を退くまで、自分の骨格や体型に合う療法はないかと、あらゆる治療法や民間療法を研究しました。

そこである日、股割りで腰を痛めたのは、今でいうX脚体型だからなのでは、と思い当たったのです。X脚は文字通り、まっすぐに立っていてもヒザが内側に入り込んでぶつかり、太ももとくるぶしがつかない脚のことです。

そういえば、柔道のトレーニングとして、アイススケートで股関節を柔らかくしようと考えたことがありました。しかし、脚をクロスさせることができず、コーナリングがうまくいきません。スキーのボーゲンも一緒でした。うまく内股に力が入らず、ボーゲンで止まることができなかったのです。あれは下手だからでなく、脚の形が原因だったと気づきました。

そこからX脚の研究がはじまりました。有名な整体の先生の本を読み漁り、あらゆる健康系の雑誌をスクラップしました。大学生の当時、ほとんどしられていなかったカイロプラクティックの勉強もはじめました。このころから、先輩や後輩のマッサージをすることが多くなり、みんな同じように腰を痛めている現状をしりました。だんだんと、現代人の体型はX脚ベースではないかとの意識を持つようになったのです。

X脚は、股関節の可動域（動く範囲）が狭く、脚が開きにくい。そのため、ちょっとした日常の動作でも股関節は外側に開いたままになり、そこからあらゆる弊害をもたらす……。

ただし、日本で有名な施術や治療法は、私の理論とは相反する考え方でした。O脚矯正が流行し、骨盤ばかり着目している。90年代当時、私はいろいろな企業の広告企画や起業プロデュースを担当する仕事をしながら、民間療法のコンサルタントもしていました。女性たちが飛びつく健康ブームが、結果として定着しないのは、理論が間違っているからです。このままでは、本当に健康な人はいなくなってしまう……。そこで、私自身が療術家となって、クリニックを開業したのです。
それが12年前のことです。

女性たちから「やせた」「キレイになった」の声

東京・高円寺をクリニックの本拠地にして、10年がたちます。はじめのころは、肩こりや腰痛、頭痛などの症状で来院する人がほとんどでした。ところが、股関節の調整や恥骨矯正をおこなっているうちに、美容目的の女性が増え出したのです。

「先生、ジーンズがはけるようになったんだけど……」
「周囲からやせたっていわれて、思い当たるフシはコレしかないんです」
「顔が小さくなってるけど整形した？　っていわれるんです！」

これは股関節のバランスが整ったことで、いい連鎖反応が起きた証拠です。なかには週1回の施術とセルフメンテナンスを3ヶ月続けてもらったところ、10キロやせた女性もいました。

特に女性は筋力がなく、骨も細いため、骨格そのものがゆがみやすいと考えられています。だからこそ、施術の効果が著しく現れたのでしょう。

そうなれば、カラダの不調も少しずつ軽減していきます。ある20代の女性はこういっています。

「生理痛がひどかったんですが、施術を受けて2ヶ月めから軽くなっていきました。やせると聞いて受けたんですが、得した気分です」

施術を受けるだけで、キレイにやせていく、不調が改善する、とわかれば、そこからが治療のスタートです。このままキレイに健康でいたい、という意識が芽生えますから、あとは自宅でできるセルフケアで、自己管理をしてもらいます。たとえば、股関節をもとに戻すためのベルトを使ってもらったり、簡単にできるエクササイズをおこなってもらったり。股関節に意識を置き、股関節にいい生活を送ってもらうのです。

ただし、私の施術は激痛で有名です。みなさん涙を流しますが、施術自体はものの5分。あとはバンドで固定したり、むくみを取るマシンを使ってリラックスしてもらいます。

モデル・タレントさんが多い理由

今は患者さんのほとんどが女性です。ごくたまに、重症で紹介者がいる場合のみ、男性も受け入れていますが、基本的には女性専用です。クチコミが広がったせいか、タレントさんや女優さん、雑誌のモデルさんもよくいらっしゃいます。撮影の1時間前に飛び込んでくるモデルさんもいて、「駆け込み寺」なんていわれたりもします。

歌手のＺさんはデビュー後、私のところへ通いはじめました。歌いながらダンスも踊り、いまや飛ぶ鳥を落とす勢いの人気です。ところが、10代なのに、体はかなりゆがんで疲弊している状態でした。顔のバランスが悪く、股関節も開いていたため、いろいろな不調を抱えていたのです。忙しいスケジュールの合間をぬって週1回は通ってもらい、股関節と頭蓋骨の矯正をおこなったところ、明らかに顔の造作が変わっていきました。デビューアルバムのＣＤジャケットの写真と現在の彼女は、まるで別人です。今でも時間をつくって施術を受けにきてくれています。

また、女性誌のモデルで人気を博したＡさんは、Ｏ脚が気になって私のところへきました。彼女はえらも張っていて、重症の慢性頭痛に悩まされていたようです。

実は彼女、初回の施術のときに、あまりの痛さに怒って帰ってしまいました。ところが、施術後のドラマ撮影で、モニターチェックをしていた数名のスタッフから「顔が別人みたいだね」といわれたそうです。Ａさんは私の施術の効果だったと気づき、それ以降、股関節の調整と頭蓋骨矯正を定期的に受けにくるようになりました。彼女の顔の変わり様は、当時マスコミでも騒がれ、整形疑惑も囁かれたほどでした。根気よく通ってくれたおかげで、頭痛もＯ脚もすっかり改善し、女優としても開花したのです。

モデルさんやタレントさんのクチコミはかなり強力で、次々と私のところを訪れます。最近では、癒し系の元祖といわれるタレントIさんや、午前中の情報番組で活躍しているアナウンサーのMさんもやってきました。彼女たちはこれからどんどん変わっていくでしょう。スリムになっていく、小顔になっていく姿を私自身も期待しています。

テレビに映る女性たちはみな、顔の歪みが気になる、太い脚が気になるなど、一般の女性たち以上に深い悩みを抱えています。もちろん尋常ではない忙しい生活ですから、当然、体にもさまざまな不調があらわれているわけです。

アレルギーや慢性的な症状も改善

股関節を改善すれば、体にいい連鎖反応が起きます。そして、生理痛や頭痛、肩コリ、冷えやむくみなど、女性に多いプチ不調を改善するのはもちろんのこと、実は病気にも有効な場合があるのです。慢性的なアレルギー症状が解消した例をご紹介しましょう。

あるお母さんが11歳の娘について、相談をしてきました。中学受験を控えた娘のアレルギー鼻炎がひどくて、勉強に集中できないというのです。それを聞いて、もしかしたら股関節のゆがみからくる鼻炎ではないか、とピンときました。実は、カラダのゆがみは子どもにも起こります。脊椎《せきつい》の側彎《そくわん》（背骨がゆがむ）の60〜70％は10歳以下から起きているのです。

娘さんに来院してもらって一見すると、このアレルギー鼻炎はおそらく体のゆがみ、特に首のねじれが原因のようです。背骨が曲がっていることで、首にもねじれが生じ、鼻腔が狭くなっているのでしょう。空気の通り道が狭ければ、それだけ粘膜に対する刺激も強くなり、アレルギー症状が起こりやすくなります。

そこで、股関節を調節し、背骨や首のねじれを改善する施術をおこないました。何度かの施術でアレルギー症状は徐々に治まり、半年ほどで集中力も戻ったようです。念願の志望校にも合格したとお母さんから報告を受けて、私もひと安心しました。

同じように、首のねじれが原因で起こる病気に「顎関節症《がくかんせつしょう》」があります。口を大きく開くことができず、痛みをともなうものです。あごが細い女性に多い病気ですが、首のねじれを解消することで、症状は軽減します。

また、ひどい腰痛が慢性的に起こる「椎間板《ついかんばん》ヘルニア」は、突き出した骨盤を改善することで治せる場合があります。脊椎の前後の彎曲《わんきょく》を取ることで、神経の圧迫を改善するのです。ただし、1

回の施術で効果がない重症の場合は、整形外科に行くことをおすすめします。

アンチエイジングにも有効

「二重まぶたになりたい」「おでこのシワを取りたい」

ふつう、これは美容整形外科に行く相談です。ですが、この悩みも、股関節の改善で解消されるのです。実際に、施術前と施術後ですっかり変わった女性を目の前にして、美容整形外科の領域にまで踏み込んだかと、自分でも驚きました。

「眼瞼《がんけん》下垂《かすい》」という病気をご存知でしょうか。これは年齢とともにまぶたが落ちてきて、それを開こうとすることで、目や肩に負担がかかり、疲れやすくなるというものです。40代の中年以降に多い病気とされています。

これも実は股関節に原因がある場合があります。股関節のゆがみが背骨、首へと波及し、頭蓋骨が前にせり出した結果、まぶたが垂れてしまうのです。

ある40代の女性が施術を受けに来ました。肩コリと目の疲れを改善したいとのことでしたが、まぶたが垂れて、明らかに眼瞼下垂の状態でした。私は基本的にカルテに美容目的を書かせず、治療したい箇所や症状のみを書いてもらいます。本人が望まない、あるいは気づいていないことは、あえて指摘しません。施術によって顔もカラダも変わっていくことを実感してもらえればいいと考えているからです。

彼女には、股関節改善と頭蓋骨矯正を週に1回受けてもらいました。

３か月後、彼女の顔立ちはかなり変わりました。

「ここに来るまではリフトアップの手術か、二重まぶたにする手術を受けようかと悩んでいました。でも、先生の施術のおかげで、おでこの位置が徐々に上がったような気がするんです。肩コリも以前と比べて軽くなりましたし、友人から『目を手術したの？』といわれて、驚いています」

また、ある30代後半の女性は、気になっていたおでこのシワが薄くなったと報告してくれました。ボトックス注射（ボツリヌス菌製剤を打ち、シワを改善する施術）を受けなくてすんだ、と喜んでいたのです。

つまり、美容整形の手術やアンチエイジングの施術を受けなくても、股関節を調節して、頭蓋骨を矯正すれば、本来の若々しく健康なカラダに戻ることができるのです。

股関節で人生が変わる

私自身もはっきりとはわかっていませんが、股関節を改善して健康になった人やキレイにやせた人は、運気も上がるようです。

「施術を受けていたら、彼氏ができた」「今までひとつも受からなかったオーディションが次々と通るようになった」「試験に受かり、無事に就職できました」「実は…結婚しました！」など、毎日うれしい報告をたくさんいただきます。売れないモデルだった女の子が、施術を受けるうちに売れっ子タレントさんになった事例もあります。

体が均しく整う（私のサロンの名前にも通じます）ことで、本来の生命エネルギーが溢れ出てくるのでしょう。その人のオーラや「気」は肉体がつくるものです。カラダと心が元気になれば、人はもっともっと輝き出すと私は信じています。

施術を受けた女性たちが、効果を実感し、それを日常生活のなかで意識しはじめたからこその効果ではないでしょうか。ほんのちょっとの意識改革と努力で、股関節は変わります。いえ、もっと大胆にいえば、人生そのものも変えられると私は思うのです。

著者

清水六観《しみず・ろっかん》

他に類を見ない独特の骨格矯正テクニックで、年間７千人の股関節矯正やO脚矯正、小顔矯正をおこなう。その即効性に、モデルやタレントが撮影前に駆け込んでくるほど。雑誌取材も多く「ゴッドハンド」「プロポーションマイスター」など様々な異名を持つ。女性誌「VoCE」での連載が大きな反響を呼ぶ。モデル、タレントのほか、メイクアップアーティスト、エステティシャンなどのプロも施術を受けにくる。

均整体クリニック

TEL:03-3336-6775

清水六観プロデュース店

マージュ

TEL:045-901-1509

プロポーション矯正サロン

ペルーチェ青山店

TEL:03-5980-8050

編集協力●永峯美樹

カバー・本文イラスト●地獄カレー

やせキレイになれる！
ゆる～り 股関節ビューティ・ダイエット

2009年4月30日 第1版第1刷発行

著 者 ―――― 清水 六観

発行所 ―――― 株式会社亜紀書房
〒101-0051
東京都千代田区神田神保町1-32
TEL03-5280-0261
http://www.akishobo.com
振替 00100-9-144037

印 刷 ―――― 株式会社トライ http://www.try-sky.com

装丁・本文デザイン ―――― 斉藤よしのぶ＋長田知華

ISBN978-4-7505-0909-9 C0077